Priyanka Tikoo

Porphyromonas gingivalis : A sua virulência e vacina

Priyanka Tikoo

Porphyromonas gingivalis : A sua virulência e vacina

ScienciaScripts

Imprint

Cover image: www.ingimage.com

This book is a translation from the original published under ISBN 978-620-2-19868-4.

Publisher:
Sciencia Scripts
is a trademark of
Dodo Books Indian Ocean Ltd. and OmniScriptum S.R.L publishing group

120 High Road, East Finchley, London, N2 9ED, United Kingdom
Str. Armeneasca 28/1, office 1, Chisinau MD-2012, Republic of Moldova, Europe
Printed at: see last page
ISBN: 978-620-8-05430-4

ÍNDICE

"Para se tornar um mestre em qualquer habilidade, é necessário o esforço total do seu: coração, mente e alma trabalhando juntos em tandem."

Este livro é dedicado à minha família, amigos e professores pelo seu amor e apoio eternos

RECONHECIMENTO

Desde já, inclino a minha cabeça para Deus Todo-Poderoso, que derramou sobre mim as suas dignas bênçãos e me concedeu a sua bondosa graça, tornando possível a publicação deste manuscrito.

"A tarefa do professor excelente é estimular pessoas aparentemente comuns a um esforço invulgar. O problema difícil não está em identificar vencedores: está em fazer vencedores a partir de pessoas comuns. "

É com grande privilégio e honra que aproveito esta oportunidade para exprimir a minha gratidão para com a minha mentora e guia, uma académica eminente, **a Dra. Nymphea Pandit**, B.D.S., M.D.S., Professora e Diretora do Departamento de Periodontologia e Implantologia Oral, D.A.V. (C) Dental College & Hospital, Yamuna Nagar, que suportou as dores e trabalhou com um semblante alegre para resolver os problemas com a maior coragem. Sem a sua ajuda infalível, o seu amor e o seu encorajamento, a luz do dia nunca teria brilhado sobre este trabalho.

Estou profundamente grato ao respeitado **Dr. Rajvir Malik,** B.D.S., M.D.S., Professor e Diretor do Departamento de Periodontologia e Implantologia Oral do MM Dental College and Hospital, Darbhanga, Bihar, que me guiou com muita destreza através do difícil caminho para concluir com êxito esta tarefa. As suas sugestões construtivas e a sua ajuda prática revelaram-se absolutamente essenciais para a conclusão bem sucedida desta dissertação. A sua constante tranquilização e palavras de encorajamento revelaram-se extremamente valiosas quando as coisas pareciam desanimadoras.

Estou profundamente grato à **Dra. Shalini Gugnani,** B.D.S., M.D.S., *Professora,* Departamento de Periodontologia e Implantologia Oral, D.A.V. (C) Dental College & Hospital, Yamuna Nagar, pelo seu apoio magnânimo, sugestões e orientação inestimáveis.

Uma palavra de profundo agradecimento à **Dra. Deepika Bali**, B.D.S., M.D.S., *Professora Associada*, Departamento de Periodontologia e Implantologia Oral, D.A.V. (C) Dental College & Hospital, Yamuna Nagar, pela sua ajuda contínua e pelo trabalho que desenvolveu com um semblante alegre para resolver os meus problemas com a maior coragem.

É com imenso prazer que transmito os meus sinceros agradecimentos ao meu respeitado Diretor **Dr. I.K. Pandit,** B.D.S, M.D.S., F.P.F.A, pela ajuda que recebi durante a realização deste projeto.

Não tenho palavras para exprimir a minha sincera gratidão à minha querida mãe, **Sra. Reeta Tikoo**, que é o meu modelo e a minha inspiração constante, e ao meu querido pai, **Sr. Inder Jee Tikoo**, que me incutiu o interesse de ser médico. O seu sonho sempre foi ver-me como médica. Ambos aceitaram sempre os meus fracassos e os meus êxitos e gostaria de nunca os ter desiludido. Expresso os meus agradecimentos afectuosos à minha querida irmãzinha **Er. Deepika Tikoo**, que esteve sempre ao meu lado. Foi a sua paciência e o seu amor incondicional que me ajudaram e motivaram a seguir em frente e a esperar uma vida abençoada.

O teu amor é o médico das minhas feridas, o amigo das minhas tristezas, o professor das minhas acções, o companheiro das minhas alegrias - Obrigado **SHASHANK DHAR, o meu marido,** por estar sempre presente.

Um agradecimento sincero a **todos os meus dignos professores e mentores** que sempre me ensinaram os verdadeiros aspectos de ser médico.

Gostaria especialmente de reconhecer e agradecer aos meus colegas e amigos, ***Dr. Divya e Dr. Prerna Krishan****, pela sua atitude de ajuda constante e pelo seu apoio constante.*

"A amizade é a ponte entre o solitário e o amado, entre um olhar e um olhar. Ela estende-se do nevoeiro ao sol, da desesperança à fé, entre o desespero e a alegria. Atravessa o abismo do inferno para o céu, de Deus para o homem, e deles para mim." Estou especialmente grato aos meus melhores amigos **Gagandeep Pal , Dr. Harsha Arora, Dr. Vasundhara** que sempre mostraram confiança em mim e foram um ouvido atento. Muito obrigado por estarem presentes.

Por último, mas não menos importante, exprimo um sentimento de gratidão insondável por todos aqueles que, direta ou indiretamente, prestaram a sua estimada colaboração que me permitiu concluir este projeto.

Dr. Priyanka Tikoo

INTRODUÇÃO

As doenças periodontais são um grupo de doenças inflamatórias da gengiva e das estruturas de suporte do periodonto. São as mais comuns das doenças inflamatórias orais e são descritas como a conversão, iniciada por bactérias, de uma região gengival saudável numa região caracterizada por inflamação (gengivite) e pela destruição das estruturas de suporte dos dentes (periodontite)[1] . Embora tenha sido reconhecido um grande número de espécies diferentes como membros do ambiente periodontal, reconhece-se agora que não é este grande número de bactérias (carga bacteriana) que resulta na progressão biológica da saúde para a doença periodontal (a hipótese da placa inespecífica), mas parece ser o estabelecimento e o crescimento de muito poucas espécies bacterianas entre as 1200 ou mais espécies bacterianas diferentes propostas residentes no nicho subgengival que são periodontopáticas (a hipótese da placa específica). Entre estes possíveis agentes patogénicos periodontais encontram-se: *Aggregatibacter actinomycetemcomitans, Fusobacterium nucleatum, Bacteroides forsythus, Campylobacter rectus, Prevotella intermedia,* os treponemas orais *Treponema denticola, Treponema pectinovorum, Treponema vincentii, Selenomonas sputigena, Eikenella corrodens* e *Porphyromonas gingivalis*[2] . Nenhuma destas espécies é capaz de todos os eventos destrutivos envolvidos nos eventos inflamatórios e na destruição biológica do tecido e osso do hospedeiro observados na progressão da doença periodontal, mas o processo requer uma interação integrada e orquestrada de membros selecionados desta ecologia periodontopática. Assim, a doença periodontal é uma doença complexa multifatorial que envolve múltiplas espécies bacterianas e interações entre as células do hospedeiro, cujo efeito combinado é a destruição dos tecidos moles e do osso. As espécies bacterianas periodontopáticas desencadeiam um grande número de moléculas biológicas que actuam no tecido hospedeiro para destruir a sua integridade. De facto, embora se reconheça a participação potencial de espécies bacterianas selecionadas para funcionarem como "agentes patogénicos periodontais putativos", poucas delas demonstraram ter um efeito patogénico direto no hospedeiro[1] .

Entre as bactérias periodontopáticas, a *Porphyromonas gingivalis*, um bastonete anaeróbio gram-negativo de pigmentação negra, tem sido apontada como um dos principais agentes patogénicos da periodontite crónica[2,3] . Estudos recentes utilizando a hibridação do ADN, que permite o exame de um grande número de espécies num grande número de amostras de placa bacteriana, também indicaram o aumento da prevalência de *P. gingivalis*, bem como de outras "espécies do complexo vermelho" (*P. gingivalis*, *Treponema denticola* e *Tannerella forsythia*) nos indivíduos com periodontite crónica[4] . No entanto, também é evidente que a colonização das bactérias patogénicas putativas na placa subgengival não é suficiente para a iniciação/início da periodontite, uma vez que a maioria das bactérias periodontopáticas, incluindo *a P. gingivalis,* também pode estar presente em locais saudáveis[5] . Assim, o início e a progressão da periodontite crónica baseiam-se no equilíbrio entre a patogénese dos microrganismos periodontopáticos e a defesa do hospedeiro contra eles (relação hospedeiro-parasita).

Os factores patogénicos de *P. gingivalis*, incluindo fímbrias, hemaglutinina, cápsula, lipopolissacarídeo (LPS), vesículas da membrana externa, metabolitos orgânicos como o ácido butírico e várias enzimas como Arg- e Lys- gingipains, colagenase, gelatinase e hialuronidase, podem contribuir para a indução da periodontite crónica de diversas formas; *P. gingivalis* pode colonizar as fendas gengivais através da adesão mediada por fimbrias às células epiteliais gengivais, as proteases podem ter a capacidade de destruir os tecidos periodontais direta ou indiretamente e o LPS pode provocar uma grande variedade de respostas inflamatórias dos tecidos periodontais e perdas ósseas alveolares. A complexa interação com a resposta do hospedeiro, fundamentalmente responsável pela periodontite crónica, não pode ser reproduzida in vitro. Os estudos com modelos animais em que *o P. gingivalis* pode induzir periodontite experimental com perdas ósseas alveolares[6,7] indicam claramente que *o P. gingivalis* é um importante agente patogénico causador da periodontite crónica. Os seus factores patogénicos podem estar potencialmente envolvidos de forma exclusiva ou cooperativa em todas as etapas do início e da progressão da doença.

Neste livro, foi feita uma tentativa de reunir conhecimentos sobre P. gingivalis e os seus factores de virulência que o tornaram um patógeno periodontal putativo.

HISTOLOGIA E TAXONOMIA

Família *Bacteroidaceae*

A família foi descrita na primeira edição do *manual de Bergey* em 1923, com *Bacteroides* como género tipo, e inclui uma grande coleção de géneros de bastonetes anaeróbios obrigatórios, gram-negativos e não formadores de esporos. Ao longo dos anos, foram efectuadas importantes revisões taxonómicas no âmbito das *Bacteroidaceae,* que acabaram por conduzir à proposta dos três géneros, *Bacteroides, Fusobacterium* e *Leptotrichia.* A classificação baseou-se em grande medida no seu perfil de produtos finais ácidos[8] . Assim, dois destes taxa, *Fusobacterium* e *Leptotrichia,* caracterizados pelo seu baixo teor em mol % de guanina+citosina, foram diferenciados pela produção principalmente de ácido lático por estes últimos, enquanto *Fusobacterium* produz ácidos acético e butírico como principais produtos finais do metabolismo. Análises filogenéticas recentes confirmaram a estreita afinidade entre estes dois géneros e, surpreendentemente, mostraram que estavam mais estreitamente relacionados com bactérias gram-positivas do que com *Bacteroides.* [9]

Em 1989, o género foi redefinido[10] e dois novos géneros, *Porphyromonas* e *Prevotella,* foram propostos[11,12] . Atualmente, foram descritos mais de 15 géneros para taxa que eram anteriormente classificados como *Bacteroides*[9,13,14]

Emergência do género *Porphyromonas,* emenda e posição taxonómica de *P.gingivalis*

O género *Porphyromonas* e, em particular, a espécie *P. gingivalis* é relativamente novo e foi delineado a partir de *Bacteroides melaninogenicus*[11] . Castellani & Chalmers[15] sugeriram a colocação de bastonetes anaeróbios gram-negativos, não esporulados e não móveis no género *Bacteroides.* Dois anos mais tarde, Oliver & Wherry[16] relataram bactérias morfologicamente semelhantes provenientes de uma variedade de infecções que produziam colónias de pigmentação negra em ágar sangue e consideraram-nas membros deste género.

Pensou-se que o pigmento preto era a melanina, pelo que se utilizou o epíteto específico ***Bacteroides melaninogenicus***. Os isolados desta espécie tinham requisitos de crescimento para os factores X e V, pelo que foram atribuídos ao género ***Haemophilus*** nas primeiras edições do ***manual de Bergey***[17] . No entanto, estes organismos partilhavam poucas outras propriedades com ***Haemophilus e***, na quinta edição do ***manual de Bergey***[18] , o nome genérico ***Bacteroides*** foi restaurado. ***Um*** sistema de classificação diferente foi adotado por Prevot, que considerou o nome genérico ***Bacteroides*** inválido e utilizou ***Ristella;***[19] assim, ***B. melaninogenicus*** pode ser frequentemente referido na literatura inicial como ***Ristella melaninogenica*** ou ambos os nomes genéricos foram dados[20] . A descoberta por Schwabacher et al.[21] de que o pigmento preto produzido por estes organismos foi incorretamente identificado como melanina levou à sugestão de que o epíteto específico fosse substituído por ***Bacteroides nigrescens.*** Wilson & Miles[22] consideraram este grupo como membro do género ***Fusiformis*** e, por conseguinte, adoptaram o nome ***Fusiformis nigrescens*** para as espécies que produziam colónias pigmentadas de preto em placas de ágar-sangue. O nome genérico ***Bacteroides*** recuperou o seu estatuto na sétima edição do ***manual de Bergey***[23] , e ***Bacteroides melaninogenicus*** foi considerado uma designação taxonómica válida. No entanto, havia provas de heterogeneidade dentro da espécie, tanto na formação do pigmento como nas propriedades bioquímicas. Por exemplo, Courant & Gibbons[24] e Sawyer et al.[25] reconheceram três grupos bioquímicos: não fermentadores, fermentadores fracos e fermentadores fortes, que foram subsequentemente colocados em três subespécies de ***B. melaninogenicus*** como subsp. ***asaccharolyticus, intermedius*** e ***melaninogenicus***, respetivamente, por Holdeman & Moore[8] .

A heterogeneidade dentro de ***B. melaninogenicus*** subsp. ***asaccharolyticus*** foi demonstrada pela primeira vez por eletroforese enzimática multilocus de malato desidrogenase e diferenças nas composições de bases de ADN[26] e foram comunicadas provas de uma clara distribuição ecológica dos isolados. Assim, as estirpes com mobilidade enzimática lenta e menor teor de guanina+citosina foram isoladas de locais orais, ao passo que as estirpes com enzimas de movimento mais rápido e composições de bases de ADN mais elevadas foram isoladas de locais não orais. Neste estudo, as caraterísticas salientes dos isolados orais, tais como a presença de vesículas e a sua inibição pela vancomicina, foram registadas pela primeira vez. A presença de dois grupos distintos dentro de *B. melaninogenicus* subsp. *Asaccharolyticus* foi confirmada por padrões SDS-polipéptidos e, curiosamente, a presença de uma proteinase entre os isolados orais[27] . Esta enzima é atualmente considerada como uma caraterística importante dos isolados orais. Os dois grupos foram considerados suficientemente distintos para justificar a classificação dos isolados não orais como espécies de *Bacteroides asaccharolyticus* pelo Subcomité Taxonómico do ICSB[28] .

A heterogeneidade genética foi ainda demonstrada por hibridação ADN-ADN por Shah & Hardie[29] e Coykendall et al.[30] , tendo estes últimos proposto uma nova espécie, *Bacteroides gingivalis,* para as estirpes de origem oral. Estudos dos seus ácidos gordos celulares[31,32] e composições de menaquinona apoiaram ainda mais a colocação destes microrganismos numa espécie separada.

A filogenia molecular destes taxa foi substanciada inicialmente pela catalogação do rRNA e subsequentemente pela análise das sequências de rRNA 5s e 16s, tendo sido descrita uma estrutura secundária deduzida da molécula de rRNA 16s de P. *gingivalis*[33] Árvore filogenética baseada em sequências de rRNA 16s com referência particular às espécies de

Porphyromonas que foram sequenciadas e que enfatizam a sua distância genealógica de *Bacteroides* e *Prevotella.* O género *Porphyromonas* inclui agora 12 espécies pigmentadas, mas recentemente *Oribaculum catoniae,* um taxon não pigmentado e sacarolítico, foi demonstrado por análise comparativa da sequência 16s rRNA como constituindo uma nova espécie do género *Porphyromonas*[34] . A inclusão de *Porphyromonas catoniae* no género exigiu uma descrição emendada do género *Porphyromonas*[11] para incluir espécies não pigmentadas e sacarolíticas34 .

TAXONOMIA:

Reino:	Bactérias
Filo:	Bacteroidetes
Classe:	Bacteroidetes
Encomendar:	Bacteroidales
Família:	Porphyromonadaceae
Género:	*Porphyromonas*
Espécies:	*P. gingivalis*
Nome binomial	
Porphyromonas gingivalis (Coykendall et al. 1980) Shah e Collins 1988	

Propriedades diferenciais de *P. gingivalis* em relação a outros membros pigmentados do género *Porphyromonas*

Poucos testes bacteriológicos convencionais são úteis para a delimitação dos membros do género *Porphyromonas* devido à sua natureza asacarolítica. Consequentemente, a atenção tem-se centrado na quimiotaxonomia para o fornecimento de caracteres que possam ser úteis no reconhecimento de membros do género. Os principais testes que podem ser aplicados por rotina para a identificação desta espécie incluem a hemaglutinação e a atividade da proteinase. *P.gingivalis* é atualmente a única espécie conhecida de *Porphyromonas* isolada de humanos que produz ácido fenilacético como produto final metabólico.

Heterogeneidade genética em *P. Gingivalis*

As subpopulações bacterianas ocorrem em todas as espécies, mas o grau em que isso é evidente depende da fonte e dos critérios utilizados para medir a diversidade. Em P. *gingivalis*, isto tem sido extensivamente estudado por métodos fisiológicos, químicos e moleculares, muitas vezes com o objetivo de avaliar o potencial patogénico dos isolados ou para obter uma circunscrição mais clara da espécie. Laliberte & Mayrand[35] demonstraram dois biótipos entre isolados de P. *gingivalis* com base na reação do teste da catalase e mostraram que os isolados humanos eram uniformemente catalase-negativos, enquanto os isolados de animais eram catalase positivos. Os estudos sobre a produção de bacteriocinas receberam pouca atenção, mas há provas claras de que estão presentes. Takazoe et al.[36] referiram que os isolados clínicos de P. *gingivalis* inibiam o crescimento de outras estirpes desta espécie e de P. *intermedia* e *Prevotella melaninogenica.* Okuda et al.[37] demonstraram, através de um método de cultura por punhalada, cinco tipos de bacteriocinas entre seis estirpes de P. *gingivalis,* todas elas com um efeito inibitório acentuado no crescimento de P. *intermedia* e *Prevotella loescheii.* No entanto, Hohne et al.[38] não foi capaz de demonstrar actividades contra outros isolados de P.*gingivalis,* embora o crescimento de A. *israelii, Porphyromonas asaccharolytica* e *Porphyromonas endodontalis* tenha sido inibido. São claramente necessários estudos adicionais para confirmar a utilização potencial desta técnica como um meio de medir a diversidade intra-específica de *P.gingivalis.* A diversidade antigénica foi demonstrada entre estirpes de P. *gingivalis* utilizando diferentes técnicas.

Num estudo inicial de Parent et al.[39] , os grupos catalase-positivo e catalase-negativo de Lalibert & Mayrand[35] foram confirmados por imunoeletroforese cruzada utilizando anticorpos policlonais contra a membrana externa e os componentes da superfície celular. Os anticorpos policlonais criados contra extractos de *P.gingivalis* resultaram no reconhecimento de diferentes serogrupos entre os isolados humanos, dois dos quais se correlacionaram com um possível aumento do potencial patogénico. Os isolados de *P.gingivalis* delineados no grupo A eram principalmente de pacientes saudáveis e incluíam a estirpe de referência de baixa virulência ATCC 33277, enquanto os de pacientes com periodontite grave pertenciam ao grupo B, que incluía a estirpe mais virulenta W50. Estes resultados foram parcialmente confirmados por Gmur et al.[40] utilizando anticorpos monoclonais criados contra a estirpe W83. Foram identificados dois serogrupos, um que incluía as estirpes W83 e W50 e outro que incluía a estirpe menos virulenta ATCC 33227.

Mais recentemente, a diversidade intra-específica de *P.gingivalis* foi abordada por métodos enzimáticos e genotípicos. Não foram registados plasmídeos nesta espécie, mas o potencial de utilização de elementos de inserção que se sabe estarem presentes[41] foi, tanto quanto sabemos, ignorado. Foram utilizados primers arbitrários para demonstrar padrões de impressão digital específicos entre estirpes de teste de *P.gingivalis*[42] . A análise da endonuclease de restrição genómica e os perfis de hibridação do gene do ARN ribossómico[43] revelaram uma diversidade considerável entre as estirpes desta espécie. Estudos imunológicos revelaram a presença de um grupo virulento mas afimbriado (estirpes W50, W83 e **AN-5**) e dois grupos de isolados afimbriados[44] . Foi encontrada uma heterogeneidade adicional utilizando a análise do polimorfismo de comprimento de fragmentos de restrição dos loci cromossómicos *fimA* e a amplificação por PCR e digestões de endonuclease de restrição de **fimA**[45,46] . O estudo mais extenso até à data que se propôs investigar a heterogeneidade de *P.gingivalis* foi realizado por Loos et al.[47] utilizando tanto a eletroforese enzimática multilocus como a análise de endonuclease de restrição.

Propriedades bioquímicas

A capacidade de um organismo para aderir a receptores-alvo no seu ecossistema preferido, para crescer e metabolizar nutrientes deste microhabitat e também para resistir às defesas das espécies colonizadoras e do hospedeiro são pré-requisitos na patogénese das infecções endógenas P. *gingivalis* é uma espécie asacarolítica e anaeróbia e, consequentemente, coloniza locais onde a tensão de oxigénio é baixa, mas onde os substratos azotados estão presentes em abundância. Assim, o isolamento de estirpes da saliva ou das membranas mucosas da língua e das amígdalas pode representar uma fase de transição temporária para esta espécie. O ecossistema subgengival proporciona um ambiente ideal para esta espécie, uma vez que o potencial redox é baixo e é ainda mais reduzido na doença[48] .

A bactéria possui um sistema de transporte de electrões no qual o protoheme (o grupo protético dos citocromos) e as menaquinonas (contendo nove unidades de isopreno) são os principais transportadores de electrões. Estes dois compostos são susceptíveis de estar presentes na bolsa periodontal. Foi demonstrado que o aspartato e a sua amida correspondente estimulam o crescimento e são catabolizados através do oxaloacetato, malato e fumarato para produzir succinato (a via do succinato)[49] . O fumarato actua como sumidouro de electrões ao aceitar equivalentes redutores de vários dadores de electrões, como o NADH. É possível cultivar P. *gingivalis* na ausência de menadiona exógena; por isso, assumiu-se que esta espécie pode biossintetizar menaquinonas a partir de precursores simples no meio. O mesmo não acontece com o heme e, em geral, as culturas só sobrevivem durante um número limitado de gerações na ausência de uma fonte de heme. No entanto, recentemente caracterizámos parcialmente os principais genes envolvidos na biossíntese de heme, o que implica que a biossíntese de heme pode, de facto, ocorrer *in vivo*[50] . Embora a enzima ácido 5- aminolevulínico desidratase tenha sido detectada anteriormente por ensaios bioquímicos, a análise genética atual indica que o gene ***hemB*** está ausente. *O P. gingivalis* tem a capacidade de converter o ácido cobírico num intermediário posterior, a cobinamida, o que indica a capacidade do P. *gingivalis* de biossintetizar tetrapirróis, como a vitamina B12. No entanto, na presença de heme exógeno, o crescimento aumenta drasticamente e as células cultivadas em excesso de heme demonstraram ser mais virulentas num modelo de ratinho do que as células cultivadas em condições de limitação de heme[51] As experiências de curso cronometrado revelaram que a arginina é o primeiro aminoácido a ser incorporado. Em comparação com os aminoácidos, os péptidos provocam um aumento acentuado no rendimento do crescimento de *P. gingivalis*[52] e a presença de aminoácidos e péptidos numa mistura conduz à absorção inicial do polímero e à supressão temporária do monómero.

A utilização preferencial de péptidos e o aumento do crescimento na presença de proteínas digeridas com a proteinase produzida por P. *gingivalis,* Gingipain[53] , sugerem um papel nutricional para esta enzima na biologia da espécie.

ESTRUTURA[54]

O P.gingivalis é um bacilo cocos gram negativo, cuja parede celular contém duas camadas externas à membrana citoplasmática. Imediatamente exterior à membrana citoplasmática encontra-se uma fina camada de peptidoglicano, que representa apenas 5% a 10% do peso da parede celular dos Gram negativos.

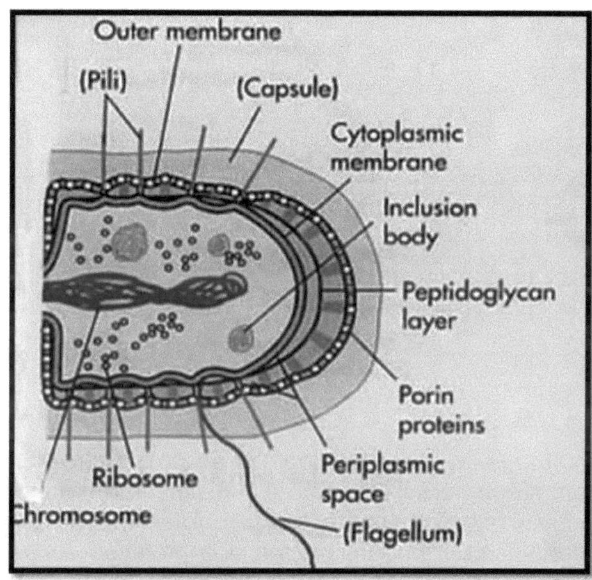

Fig.1 : Estrutura de P.gingivalis

Não existem ácidos teicóicos ou ipoteicóicos na parede celular das bactérias Gram negativas. No exterior da camada de peptidoglicano encontra-se a membrana externa, que é exclusiva das bactérias Gram negativas. A área entre a superfície externa da membrana citoplasmática e a superfície interna da membrana externa é chamada de espaço periplasmático. Este espaço é, na verdade, um compartimento que contém uma variedade de enzimas hidrolíticas, que são importantes para a célula na decomposição de grandes macromoléculas para o metabolismo. Estas enzimas incluem normalmente proteases, fosfatases, lipases, nucleases e enzimas de degradação de hidratos de carbono. No caso das espécies Gram-negativas patogénicas, muitos dos factores de virulência líticos, como as colagenases, as hialuronidases, as proteases e as beta-lactamases, encontram-se no espaço periplasmático. Este espaço também contém componentes dos sistemas de transporte de açúcar e outras proteínas de ligação para facilitar a absorção de diferentes metabolitos e outros compostos. Algumas proteínas de ligação podem ser componentes de um sistema de quimiotaxia, que detecta o ambiente externo da célula.

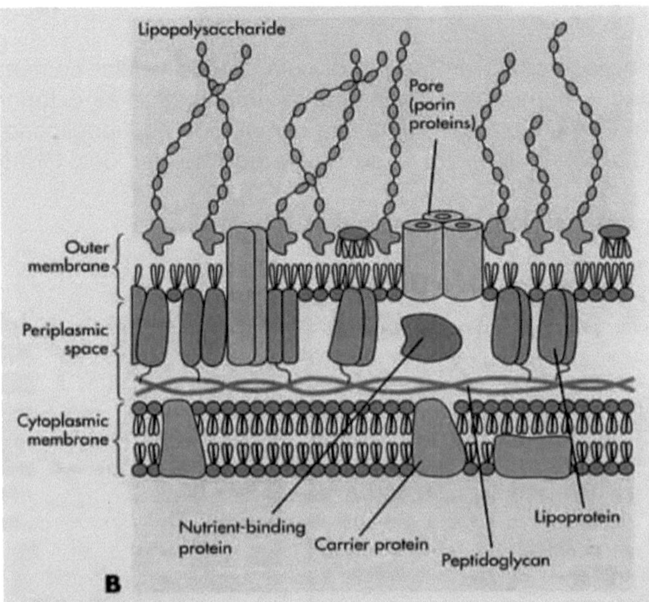

Fig.2: Membrana exterior

A membrana externa é como um saco de lona rígido que envolve a bactéria. A membrana externa mantém a estrutura bacteriana e constitui uma barreira de permeabilidade a moléculas grandes (por exemplo, proteínas como a lisozima) e a moléculas hidrofóbicas. Também proporciona proteção contra condições ambientais adversas, como o sistema digestivo do hospedeiro (importante para os organismos *Enterobacteriaceae*). A membrana externa tem uma estrutura de bicamada assimétrica que difere de qualquer outra membrana biológica na estrutura do folheto externo da membrana. O folheto interno contém fosfolípidos normalmente encontrados nas membranas bacterianas. No entanto, o folheto externo é composto principalmente por uma molécula anfipática (o que significa que tem extremidades hidrofóbicas e hidrofílicas) chamada lipopolissacarídeo (LPS). Exceto no caso das moléculas de LPS em processo de síntese, o folheto exterior da membrana externa é o único local onde se encontram moléculas de LPS.

O LPS é também designado por endotoxina, um poderoso estimulador das respostas imunitárias. O LPS ativa as células B e induz os macrófagos e outras células a libertar interleucina-l e interleucina-6, fator de necrose tumoral e outros factores. O LPS provoca febre e pode causar choque. A reação de Shwartzman (coagulação intravascular disseminada) segue-se à libertação de grandes quantidades de endotoxina na corrente sanguínea. A variedade de proteínas encontradas nas membranas externas dos Gram-negativos é limitada, mas várias delas estão presentes em alta concentração, resultando num teor total de proteínas superior ao da membrana citoplasmática. Muitas das proteínas atravessam toda a bicamada lipídica e são, portanto, proteínas transmembranares. Um grupo destas proteínas é conhecido como porinas porque formam poros que permitem a difusão de moléculas hidrofílicas com menos de 700 Da de massa através da membrana. A membrana externa e o canal de porina permitem a passagem de metabólitos e pequenos antibióticos hidrofílicos, mas a membrana externa é uma barreira para antibióticos e proteínas grandes ou hidrofóbicos, como a lisozima.

A membrana externa também contém proteínas estruturais e moléculas receptoras para bacteriófagos e outros ligandos. A membrana externa está ligada à membrana citoplasmática em locais de adesão e está ligada ao peptidoglicano por lipoproteínas. A lipoproteína está ligada covalentemente ao peptidoglicano e está ancorada na membrana externa. Os locais de adesão fornecem uma via membranosa para a entrega de componentes da membrana externa recém-sintetizados à membrana externa. A membrana externa é mantida unida por ligações de catiões divalentes (Mg+2 e Ca+2) entre fosfatos nas moléculas de LPS e interações hidrofóbicas entre o LPS e as proteínas. Estas interações produzem uma membrana rígida e forte que pode ser rompida por antibióticos (por exemplo, polimixina) ou pela remoção de iões Mg e Ca (quelação com ácido etilenodiaminotetracético [FDTA]). A rutura da membrana externa enfraquece a bactéria e permite a permeabilidade de moléculas grandes e hidrofóbicas. A adição de lisozima às células tratadas desta forma produz esferoplastos que, tal como os protoplastos, são osmoticamente sensíveis.

METABOLISMO DE *P.GINGIVALIS*

A P. gingivalis possui uma capacidade limitada de absorção e metabolismo de nutrientes orgânicos. Sabe-se que a utilização de glucose por *P. gingivalis* é muito fraca e que os hidratos de carbono em geral não parecem suportar facilmente o crescimento[55]. A estirpe W83 contém, no entanto, uma estrutura de leitura aberta (ORF) putativa para todas as enzimas da via glicolítica, bem como ORFs para um transportador putativo de glucose/galactose e glucose quinase. A análise da sequência mostra que a glicose quinase é codificada numa ORF dividida gerada por uma mutação missense, e esta é uma explicação provável para a fraca utilização da glicose para suportar o crescimento. Foram identificadas quatro ORFs putativas para a via das pentoses fosfato, e é provável que esta via desempenhe um papel na geração de metabolitos precursores durante o crescimento anaeróbio. *A P. gingivalis* pode metabolizar vários açúcares, incluindo melibiose, galactose, amido e maltodextrina. A bactéria também possui enzimas para a degradação de açúcares amino complexos sob a forma de hexose aminidases. Ainda não é claro se estes açúcares complexos são metabolizados, mas uma possibilidade é que a remoção dos amino-açúcares das glicoproteínas do hospedeiro torne estas proteínas mais susceptíveis à degradação por proteinases bacterianas.

Além disso, pelo menos 11 aminoácidos podem servir como substratos para a produção de energia. Estes aminoácidos são provavelmente derivados da degradação dos tecidos do hospedeiro ou da decomposição de outras células bacterianas na cavidade oral. As vias de utilização do glutamato e do aspartato foram caracterizadas por ensaios enzimáticos[56], e as ORF que codificam todas estas actividades foram encontradas no genoma da W83. O glutamato intracelular é desaminado a 2-oxoglutatarato pela glutamato desidrogenase e depois descarboxilado a succinil coenzima A (succinil-CoA) por uma 2-oxoglutarato oxidoredutase dependente de CoA. A posse desta atividade é algo invulgar nas espécies bacterianas[57,58]. Foi estabelecido que dois terços da succinil-CoA produzida nesta reação são convertidos em butiril-CoA e depois em butirato. O terço restante pode ser convertido em propionato através de uma via que envolve as enzimas metilmalonil-CoA mutase e acil-CoA:acetato-CoA transferase, tal como referido para outras bactérias produtoras de propionato[59]. Esta via parece ser exclusiva de *P. gingivalis*, uma vez que outros anaeróbios catabolizam o glutamato através das vias do hidroxiglutarato, do metilaspartato e/ou do aminobutirato[60,61]. O aspartato derivado de péptidos é desaminado a fumarato pela aspartato amónia liase e depois oxidado a acetato ou reduzido a propionato e butirato[56].

Os resultados de Takahashi et al. sugerem que *a P. gingivalis* prefere utilizar a arginina e a lisina como aminoácidos livres e não sob a forma de péptidos; assim, os resíduos de arginina e lisina carboxi-terminais poderiam ser libertados das proteínas por actividades de carboxipeptidase[56]. Masuda et al.

encontraram essa atividade em sobrenadantes de cultura, tendo sido identificada no genoma uma ORF que codifica uma carboxipeptidase não especificada (PG0232)[62] .

Um relatório de que *P. gingivalis* produz citrulina e ornitina a partir de proteínas desnaturadas implica que a bactéria degrada a arginina através da via da arginina desaminase[63] . Além disso, dois *genes* - *pyrB* e *pyrI* (PG0357 e PG0358) - estavam contíguos no genoma e partilhavam homologia com as cadeias catalíticas e reguladoras da aspartato/ornitina transcarbamilase de *Vibrio* sp. estirpe 2693 e *Pyrococcus abyssi*, respetivamente. As vias catabólicas da lisina parecem ser muito semelhantes às encontradas no *Clostridium* sp. Foram identificadas ORF para os primeiros passos do catabolismo da L-lisina e da D-lisina; assim, os isómeros são aparentemente degradados por duas vias diferentes que produzem ácido butírico, ácido acético e amoníaco. A lisina 2,3-aminomutase (KamA) catalisa a interconversão de L-lisina e L-β-lisina, o primeiro passo na via de degradação da lisina em *Clostridium subterminale* SB4[64] . Em *P. gingivalis* W83, *kamA* foi encontrado agrupado com os genes *kamD* e *kamE* (PG1070, PG1073 e PG1074) que codificam subunidades de D-lisina 5,6- aminomutase, a primeira enzima da via de degradação da D-lisina. Os genes que codificam as enzimas para a conversão subsequente da lisina em butirato e acetato foram localizados 3 a *kamE*. Não se sabe ainda se estes genes são transcritos como um operão.

Pouco se sabe sobre o catabolismo da serina e da treonina em *P. gingivalis*; no entanto, foi detectada uma ORF com homologia à serina desidratase (PG0084) que hidrolisa a serina em piruvato, amoníaco e água. A treonina pode ser dividida em glicina e acetaldeído pela atividade da treonina aldolase, para a qual foi detectada uma ORF (PG0474). Em resumo, *P. gingivalis* parece catabolizar aminoácidos através de vias que geram amoníaco. O organismo tem um pH ótimo de crescimento de 7,5, e a geração de amoníaco pode ter evoluído como uma estratégia para mudar o pH local para a gama alcalina favorecida. Vários estudos demonstraram que *o P. gingivalis* utiliza preferencialmente péptidos como fontes de carbono e azoto[56,65] e, para além das proteinases previamente descritas que se sabe degradarem as proteínas do hospedeiro, foi possível identificar a partir do genoma uma série de peptidases que podem estar envolvidas na digestão adicional de fragmentos de proteínas em péptidos e aminoácidos mais pequenos.

Existem dois transportadores de carboxilatos, possivelmente para o lactato e o formiato, e nenhum transportador de açúcares para além do importador de glucose/galactose acima mencionado. Embora *a P. gingivalis* possua um vasto leque de peptidases segregadas e vias para o metabolismo dos aminoácidos, a bactéria parece depender de dois sistemas previstos de captação de péptidos e tem apenas um transportador de aminoácidos, a proteína de captação de serina/treonina SstT[66] , caracterizada como sendo uma proteína de captação de iões de sódio.

Está presente uma proteína de efluxo de aminoácidos do tipo LysE que pode proteger o organismo de concentrações tóxicas de aminoácidos. Os principais produtos de fermentação que podem ser produzidos com base na análise do genoma completo e na análise in vitro dos produtos finais são o propionato, o butirato, o isobutirato, o isovalerato, o acetato, o etanol e o butanol[67] . Muitos destes produtos finais são provavelmente tóxicos para os tecidos do hospedeiro humano. Os nucleósidos e as nucleobases podem representar uma fonte de nutrientes importante, até agora insuspeitada, para *P. gingivalis* e podem ser utilizados como blocos de construção para a biossíntese de ácidos nucleicos ou podem ser catabolizados como fontes de carbono e energia. Estão previstos três sistemas de captação de purinas, um sistema de captação de nucleósidos NupG e um homólogo do transportador de mononucleótidos de nicotinamida PnuC de *Salmonella enterica* serovar Typhimurium. Além disso, existem quatro homólogos de DinF de *E. coli*, uma proteína induzida por danos no ADN relacionada com os transportadores de efluxo de fármacos por iões de sódio, que se supõe desempenharem um papel no efluxo de nucleósidos e/ou nucleótidos[68] .

Metabolismo de P.Gingivalis

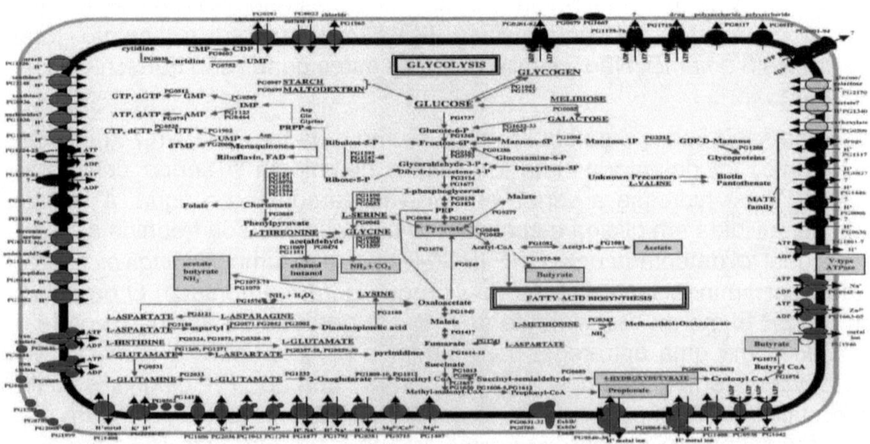

FIG.3: Metabolismo em P. gingivalis. Os substratos primários para o metabolismo energético estão em maiúsculas e sublinhados. Os produtos finais da fermentação encontram-se em caixas amarelas. Os transportadores estão agrupados por especificidade de substrato e indicados por cores da seguinte forma: catiões inorgânicos (verde), aniões inorgânicos (magenta), nutrientes orgânicos (amarelo) e efluxo de fármacos e outros (preto). As setas indicam a direção do transporte dos substratos (e dos iões de acoplamento, se for caso disso)

FACTORES DE VIRULÊNCIA

Os factores de virulência são descritos como moléculas que resultam no estabelecimento e manutenção de uma espécie associada ou dentro dos limites de um hospedeiro. Acredita-se classicamente que os factores de virulência prejudicam o hospedeiro, mas podem funcionar no estabelecimento de uma relação simbiótica ou parasitária entre a espécie bacteriana e o hospedeiro[1] .

Factores de virulência de P. gingivalis[2]

- **Envolvido na colonização e fixação:**

Fímbrias, hemaglutininas, proteínas da membrana externa e vesículas

- **Envolvida na evasão (modulação) das respostas do hospedeiro**:

Cápsula, lipopolissacárido, proteases Ig e complemento, outros produtos antifagocíticos

- **Envolvida na danificação dos tecidos do hospedeiro e na disseminação:**

Proteinases (Arg-, Lys-gingipains), colagenase, fibrinolítica, queratinolítica e outras enzimas hidrolíticas.

ENVOLVIDOS NA COLONIZAÇÃO E FIXAÇÃO:

I. FÍMBRIAS BACTERIANAS

As fímbrias ou pili são apêndices filamentosos e proteicos que se projetam para fora da superfície da célula bacteriana e desempenham um papel crucial na virulência, estimulando a ligação bacteriana às células ou tecidos do hospedeiro[69] . As primeiras fímbrias são designadas por fímbrias maiores, longas ou *FimA*, e as segundas são designadas por fímbrias menores, curtas ou *Mfa1*[70] . As fímbrias major são componentes filamentosos na superfície celular e a sua subunidade proteica, a fimbrilina (FimA), actua alegadamente nas interações bacterianas com os tecidos do hospedeiro, mediando a adesão e a colonização bacterianas em locais específicos.

O exame ultra-estrutural revelou a presença de fímbrias peritríquios, com 0,3 a 3,0 mm de comprimento e 5 nm de largura, na maioria das estirpes de *P. gingivalis*[71,72] . A principal classe de fímbrias é composta por uma subunidade monomérica de fimbrilina que varia em tamanho entre 41 e 49 kDa, dependendo da estirpe[73] . A análise da sequência proteica não revela qualquer homologia significativa com proteínas fimbriais de outras bactérias, indicando que as fímbrias de *P. gingivalis* podem representar uma classe única de fímbrias gram-negativas[74] . As fímbrias parecem ser um importante determinante de adesão de *P. gingivalis.* A imunização com fímbrias purificadas confere proteção contra a destruição periodontal num modelo de rato gnotobiótico[75] .

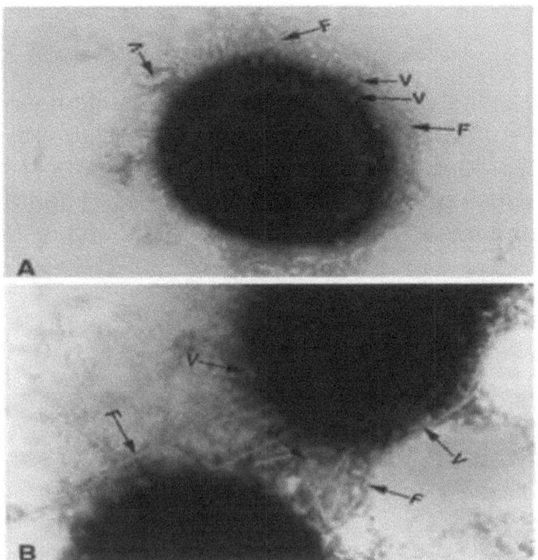

Fig.4: Fotomicrografias electrónicas de transmissão de superfícies celulares de *Porphyromonas gingivalis*, estirpe ATCC 33277, coradas negativamente. Numerosas fibrilhas finas ou fímbrias (F) emergem da superfície das células. As fímbrias têm um diâmetro uniforme; no entanto, o seu comprimento varia. Numerosas vesículas da membrana externa (V) são vistas associadas à superfície da membrana externa ou livres.

Para além de mediarem a adesão, as fímbrias têm uma variedade de outras propriedades (tais como propriedades quimiotácticas e indução de citocinas). A presença de mais de um tipo de fímbrias em *P. gingivalis* tornou-se recentemente evidente. A microscopia eletrónica de estirpes *inactivadas por fimA* revelou que, para além das fímbrias maiores, *o P. gingivalis* possui fímbrias mais curtas[76] . Estas estruturas, designadas fímbrias menores, são compostas por uma proteína de 67 kDa que é antigenicamente distinta do produto fimbrilina da *fimA*. Outra estrutura fimbrial distinta foi detectada por microscopia imunoelectrónica[77] . Uma proteína de 72 kDa é a subunidade constituinte destas fímbrias, que são designadas Pg-II. A relação e a funcionalidade destas fímbrias menores ainda não foram investigadas. As fímbrias eram também altamente imunogénicas, provocando uma resposta mediada por anticorpos e por células no soro e na saliva.

O passo inicial da fixação de *P. gingivalis* ao tecido oral é mediado por fímbrias. As fímbrias longas (FimA) e curtas (Mfa) reconhecem um grande número de proteínas do hospedeiro, incluindo componentes salivares, proteínas da matriz extracelular, recetor do complemento 3, integrina α5β1, recetor Toll-like 2 e Cluster of differentiation 14 (também conhecido como CD14) e são responsáveis pela invasão celular, indução de respostas inflamatórias que corroem o osso e atenuação da eliminação da bactéria pela imunidade inata. Assim, as fímbrias podem ser consideradas um importante fator de virulência da *P.gingivalis*, mas a maturação das fímbrias longas requer a atividade das gingipainas específicas da arginina.

Ogawa et al.[78] investigaram recentemente a contribuição de várias regiões das fímbrias para a ligação à linha celular de fibroblastos gengivais humanos, Gin-1. As fímbrias purificadas, intactas e radiomarcadas ligaram-se firmemente à superfície dos fibroblastos. Os péptidos sintéticos, quando adicionados primeiro às células de fibroblastos ou concomitantemente com as fímbrias intactas, inibiram a ligação de uma forma dependente da dose.

II) HEMAGGLUTININA

As proteínas hemaglutininas são factores de virulência estabelecidos para várias espécies bacterianas, e *a P. gingivalis* produz pelo menos cinco moléculas hemaglutinantes. Quando expressas na superfície da célula bacteriana, as hemaglutininas podem promover a colonização mediando a ligação das bactérias a receptores (normalmente oligossacáridos) nas células humanas. Uma vez que *a P. gingivalis* utiliza heme para o seu crescimento, a ligação das células bacterianas aos eritrócitos pode também ter uma função nutricional[79] . Foram efectuados estudos intensivos para caraterizar estas adesinas, e relatórios frequentes sugeriram que as fímbrias e as proteinases medeiam a hemaglutinação[80,81] . Estes resultados foram contestados, e tanto as provas bioquímicas como as genéticas apoiaram o ponto de vista de que as hemaglutininas de *P.gingivalis* são componentes estruturais distintos.

É evidente que, basicamente, toda a atividade das hemaglutininas está relacionada com os domínios de hemaglutinina-adesina de RgpA, Kgp e HagA[82] . Foram clonados três genes *hag* que codificam hemaglutininas[83] ; no entanto, o alinhamento contíguo da sequência de *hagB* e *hagC* revelou que os dois quadros de leitura se sobrepõem em mais de 98% da sua sequência, que difere apenas em cinco resíduos V3, N5, L6, R7, L8, Q9 na sequência de aminoácidos prevista de *hag2* e A3, Is, F6, S7, F8, S9 para *hagB.* Estes resultados sugerem que ambos os quadros de leitura aberta estão a codificar a mesma proteína (351 aminoácidos). Um estudo recente de Lepine et al.[84] revelou 9-10 perfis diferentes de polimorfismo de restrição utilizando *hagC* e *hagA* como sondas. Estes resultados sugerem que várias cópias deste gene da hemaglutinina estão localizadas no cromossoma de P. *gingivalis.*

As pesquisas de semelhança em bases de dados indicam que *hagB* e *hagC* são distintas nas suas sequências de todas as outras adesinas ou proteínas de superfície de *P.gingivalis.* No entanto, partilham uma caraterística comum com outras adesinas de superfície ao possuírem repetições invertidas que provavelmente regulam a sua expressão. Foram registadas sequências de repetição em tandem localizadas a montante de dois elementos -35 e -10 de um promotor putativo entre o quadro de leitura aberta *de pgiM* e *hagB,* enquanto a jusante do quadro de leitura aberta *de hagC* foram descritas duas repetições invertidas de 20 pb (AAAGGGCTGTGACCAAATTC)[83] . Do mesmo modo, foram registadas três repetições de 12 nucleótidos a montante do potencial quadro de leitura aberta da hemaglutinina de *prtT* (CTATATATAGGTTT).

Duncan et al. demonstraram que as hemaglutininas de *P. gingivalis* podem também participar na ligação da bactéria a outras células hospedeiras que não os glóbulos vermelhos[85] .

III) PROTEÍNAS/VESÍCULAS DA MEMBRANA EXTERNA:

Numerosas observações revelaram que a maioria, se não todas, as bactérias gramnegativas formam pequenas estruturas esféricas na superfície da sua membrana externa durante o crescimento. Estas estruturas, que são libertadas da própria membrana exterior durante o crescimento, são designadas por vesículas da membrana exterior. No interior destes sacos fechados encontram-se numerosas enzimas que ocorrem na região periplasmática da célula intacta. Estas incluem a fosfolipase C, as proesterases, a fosfatase alcalina, as hemolisinas e as autolisinas[86,87] . Existem alguns indícios de que estas vesículas são capazes de se fundir com a membrana externa de outras espécies bacterianas, na qual são libertados factores de virulência, resultando numa deterioração das células alvo[88] .

As vesículas da membrana externa também contêm lipopolissacárido, ADN, ARN e porinas. Como tal, as vesículas da membrana externa podem desempenhar um papel antagónico na evasão do sistema imunitário do hospedeiro[89] . As vesículas da membrana externa de P. gingivalis (e de outras espécies gram-negativas associadas ao hospedeiro) podem conter factores de virulência relacionados com o início e a progressão da periodontite[90] . Hayashi et al.[91] investigaram recentemente o papel das autolisinas na libertação de vesículas da membrana externa de P. gingivalis. As autolisinas são hidrolases de mureína endógenas capazes de clivar ligações covalentes no peptidoglicano da parede celular. A construção de mutantes deficientes em autolisina de P. gingivalis mostrou que esses mutantes negativos em autolisina apresentavam divisão celular e morfologia anormais. As células pareciam estar inibidas na divisão de tal forma que formavam bastonetes e cadeias longas em vez de células curtas individuais. A medição das proteínas das vesículas da membrana externa foi 55 vezes mais elevada no mutante do que no tipo selvagem em culturas de crescimento exponencial e pelo menos 4 vezes mais elevada em células em fase estacionária. Sugere-se que o gene da autolisina de P. gingivalis esteja envolvido na regulação da formação e libertação de vesículas da membrana externa da superfície celular bacteriana[92] .

A maior parte da cisteína protease Arg-gingipaína das células estava localizada nas vesículas da membrana externa. As vesículas da membrana externa de P. gingivalis aumentam a produção de interferão-c induzida pela interleucina-12 pelas células T, o que pode aumentar a imunopatologia observada na periodontite. Esta atividade também foi observada com a membrana externa do microrganismo, bem como com o lipopolissacárido[93] .

^*^ Coagregação[69]

Como parte do repertório de factores de virulência *de P. gingivalis*, demonstrou-se que possui moléculas/estruturas distintas que são essenciais para as interações com o hospedeiro. Especificamente, esta espécie demonstrou ser capaz de aderir a uma variedade de tecidos e células do hospedeiro e de invadir essas células e multiplicar-se. A coagregação é um fenómeno que descreve a interação específica de pares de bactérias orais através de ligações cognatas. Foi demonstrado que muitas espécies de bactérias orais demonstram esta função, presumivelmente relacionada com o desenvolvimento dos complexos biofilmes da cavidade oral. Assim, a coagregação intergenérica contribui claramente para as caraterísticas da complexa ecologia microbiana dos biofilmes estabelecidos nos múltiplos habitats da cavidade oral. *P. gingivalis* é capaz de coagregar com *Actinomyces naeslundii, Actinomyces viscosus, Streptococcus gordonii, S. mitis* e *Streptococcus salivarius* fimbriado.

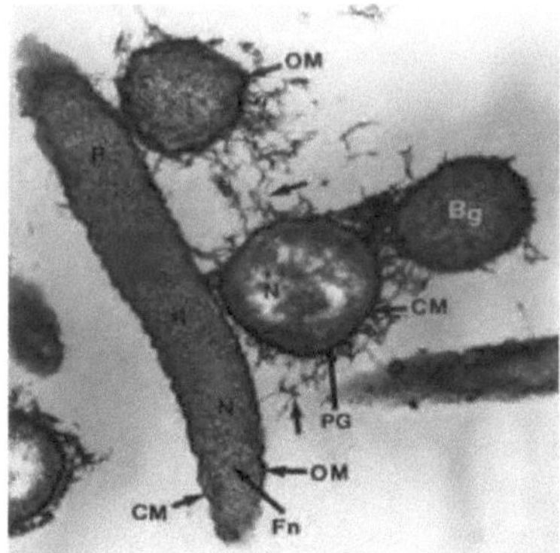

Fig.5: Coagregação entre *Porphyromonas gingivalis* (Pg) e *Fusobacterium nucleatum* (Fn). A co-agregação entre as duas estirpes é mediada pelas finas fímbrias opacas aos electrões (setas). CM= membrana citoplasmática; N=nucleoide; OM=membrana externa; PG= peptidoglicano; R=ribossomas.

Esta interação é alterada por tratamento térmico, vários açúcares, aminoácidos, quelação de catiões e tratamento com proteases, o que sugere uma interação específica entre ligand e recetor. O evento inicial na patogenicidade de *P. gingivalis* é a sua interação (adesão) na cavidade oral. Para o conseguir, *a P. gingivalis* utiliza vários componentes bacterianos: fímbrias, proteases, hemaglutininas,

e lipopolissacarídeo.

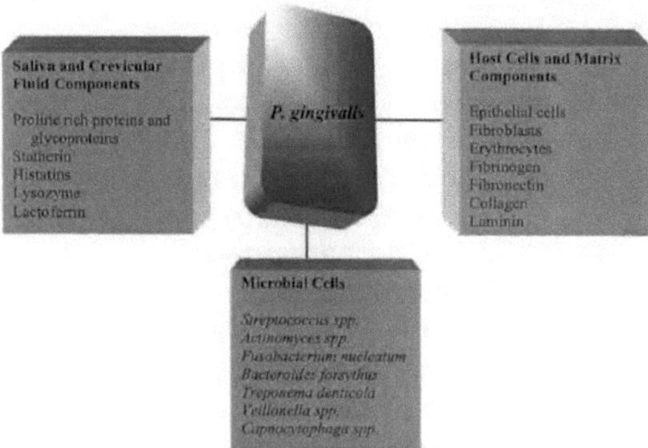

Múltiplas interações adesivas de *P.gingivalis*. Os mecanismos de adesão podem variar consoante o substrato, e a adesão pode ser multimodal. *A P. gingivalis* liberta vesículas membranares que contêm adesinas funcionais que também se podem ligar aos substratos

ENVOLVIDOS NA EVASÃO DA RESPOSTA DO HOSPEDEIRO:

1. CÁPSULA:

A presença de uma cápsula em *P. gingivalis* tem sido considerada por muitos investigadores como um importante fator de virulência antifagocítico. O exame por microscopia eletrónica de várias estirpes de *P. gingivalis* através da coloração com vermelho de ruténio (para a presença de mucopolissacáridos ácidos) e da coloração de rotina com acetato de chumbo revelou a presença de uma camada com densidade eletrónica externa à membrana externa. Esta camada com densidade eletrónica e coloração com vermelho de ruténio é a cápsula polissacárida[94,95,96,97,98] .

COMPOSIÇÃO QUÍMICA

Mansheim & Kasper[98] determinaram que a cápsula de *P.gingivalis* 381 continha galactose, glucose e glucosamina, enquanto Okuda et al.[96] determinaram que a composição de açúcares de uma estirpe semelhante era composta por ramnose, glucose, galactose, manose e metilpentose. Ao contrário da cápsula das estirpes 381 e 382, *P. gingivalis* ATCC 53977 não continha galactose e era rica em amino-açúcares. A cápsula da estirpe 53977 continha galactosamina, glucosamina, ácido galactosaminurónico e glucose e apresentava pelo menos três serótipos de antigénios capsulares[99] .

Função biológica

As estirpes *de P. gingivalis* altamente encapsuladas apresentam uma diminuição da autoaglutinação, densidades de flutuação inferiores e são mais hidrofílicas do que as estirpes menos encapsuladas[100,101,102] . O aumento do encapsulamento também foi correlacionado com o aumento da resistência à fagocitose, a resistência ao soro e a diminuição da indução da quimioluminescência dos leucócitos polimorfonucleares[99,101,102] . Foi proposto que a menor tendência das estirpes altamente encapsuladas para serem fagocitadas se deve ao aumento da hidrofilicidade das estirpes e à sua menor capacidade de ativar a via alternativa do complemento.

2. LIPOPOLISSACÁRIDO E COMPONENTE LIPÍDICO A

O lipopolissacárido é a principal macromolécula que se encontra na superfície exterior das bactérias gram-negativas. A marca registada das bactérias gram-negativas é o seu invólucro, que consiste em duas membranas, a membrana interna e a membrana externa, com um espaço periplasmático intermédio. Cada membrana é uma bicamada lipídica

constituída por dois folhetos. Ambos os folhetos da membrana interna, que envolve o citoplasma, são compostos por fosfolípidos. A membrana externa é uma bicamada assimétrica que consiste em fosfolípidos no folheto interno e no domínio de ancoragem lipídica do lipopolissacárido, o lípido A, no folheto externo. O lipopolissacárido é fundamental para a bactéria manter a sua integridade estrutural e para estabelecer uma barreira de permeabilidade selectiva que limita a entrada de moléculas hidrofóbicas e de produtos químicos tóxicos, como detergentes e antibióticos[103] . O lipopolissacárido é também necessário para a dobragem e inserção corretas de muitas proteínas da membrana externa.

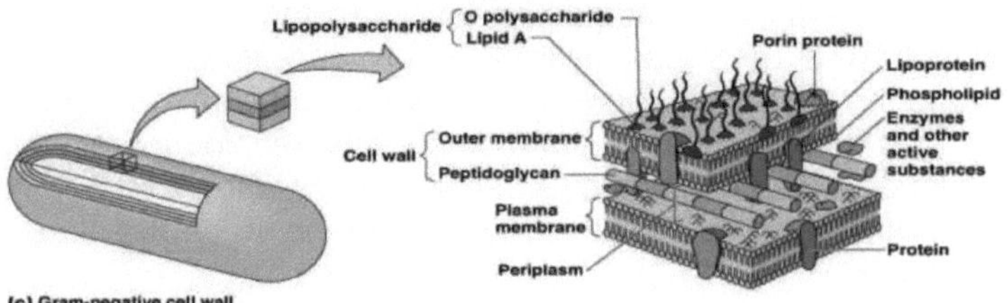

Fig.6: LPS

O lipopolissacárido é normalmente composto por três domínios: o lípido A, um oligossacárido de núcleo curto e um antigénio O que pode ser um polissacárido longo[103,104] .

O lípido A é o componente mais interno do lipopolissacárido. A sua estrutura é conservada e forma o folheto exterior da membrana externa. O antigénio O é o componente mais externo do lipopolissacárido e forma a superfície externa da bactéria. O lípido A, também conhecido como endotoxina, é a região bioactiva do lipopolissacárido que é reconhecida pelo sistema imunitário inato [105]

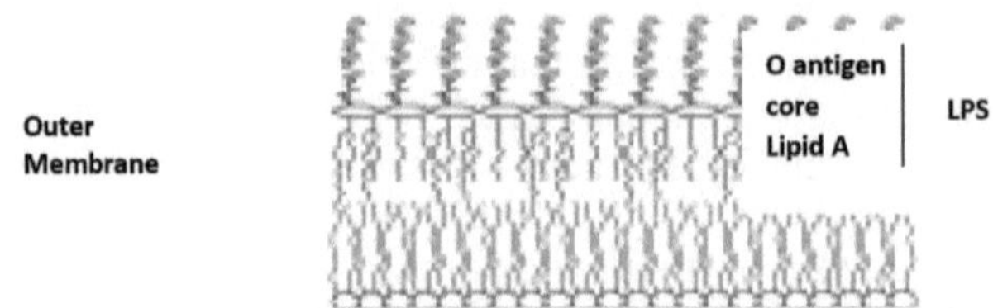

Fig.7: Membrana exterior

Uma enorme quantidade de investigação nas últimas duas décadas levou à elucidação do mecanismo pelo qual o lipopolissacárido provoca esta potente resposta imunitária. O recetor de lipopolissacarídeos dos mamíferos é um complexo proteico constituído pelo recetor Toll-like 4 (TLR4), MD-2 e CD14. Este complexo proteico está presente em muitos tipos de células, incluindo as células imunitárias, os macrófagos e as células dendríticas[106,107,108,109,110] . Uma proteína acessória, a proteína de ligação ao lipopolissacárido, é necessária para o reconhecimento do lipopolissacárido. A proteína de ligação ao lipopolissacarídeo converte micelas oligoméricas de lipopolissacarídeo em forma monomérica e entrega-o ao CD14, que por sua vez concentra o lipopolissacarídeo para ligação ao complexo MD-2-TLR4. A ligação do lipopolissacárido a este complexo conduz a uma cascata de sinalização intracelular que, em última análise, resulta na libertação de uma série de citocinas pró-inflamatórias, incluindo o fator de necrose tumoral-α, a interleucina-1β, a interleucina-6 e a interleucina-8[111,112] .

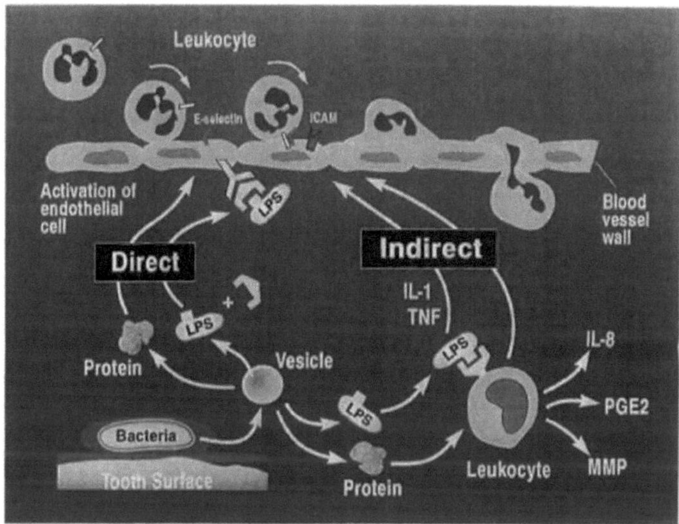

Fig.8: LPS de P.gingivalis e interação com o sistema imunitário

O mecanismo geral através do qual o sistema imunitário inato detecta os invasores microbianos consiste no reconhecimento de padrões moleculares comuns a uma variedade de micróbios diferentes. Este conceito de reconhecimento de padrões, que foi apresentado pela primeira vez por Janeway , propõe que o hospedeiro desenvolveu receptores que reconhecem estruturas comuns conservadas, denominadas Padrões Moleculares Associados a Agentes Patogénicos (PAMPs). O Recetor 4 do tipo Toll (TLR4) é um membro fundador da família de moléculas PRR[113] que inclui outros TLRs, presentes nas membranas celulares, e receptores do tipo Nod, que são detectores intracelulares de agentes patogénicos[114] .

LIPID A:

O lípido A de *P. gingivalis* é único na medida em que apresenta uma notável heterogeneidade estrutural[115,116] . Foram identificados quatro subgrupos estruturais do lípido A em *P. gingivalis* que, notavelmente, podem ser estimulantes, inertes ou antagonistas no que diz respeito à ativação de TLR4.

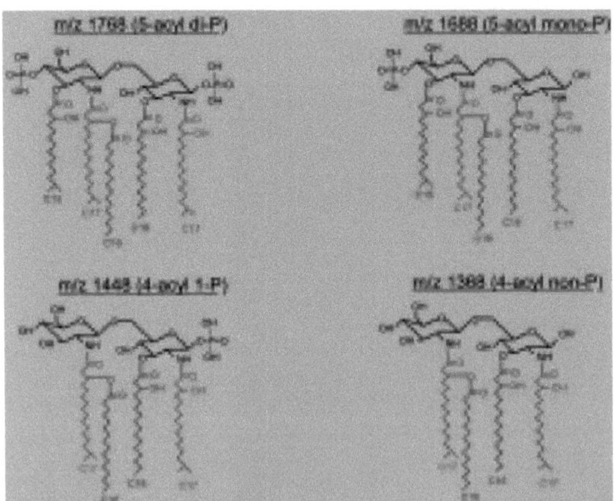

Fig.9: Estrutura do lípido A.

Heterogeneidade nas estruturas lipídicas A de *P. gingivalis*. Estão representados os quatro principais grupos de estruturas do lípido A que foram isoladas de *P. gingivalis* em diferentes condições ambientais. A estrutura m/z 1768 sofre desfosforilação e/ou desacilação para dar origem às estruturas lipídicas A m/z 1688, m/z 1448 e m/z 1368. A estrutura m/z 1688 pode também ter o grupo fosfato na posição C1. A remoção da cadeia acilo da posição C3 da estrutura m/z 1688 dá origem a uma estrutura m/z 1435 (não mostrada). As cadeias acilo a vermelho são adicionadas pela enzima LpxD, as cadeias a azul por LpxA e a cadeia acilo secundária a roxo por HtrB. *P. gingivalis* não possui um homólogo de *msbB*.

Mais de uma década de investigação em muitos laboratórios permitiu identificar as estruturas do lípido A correspondentes a estes picos, que são as seguintes (Fig.9) 1. m/z 1688 é o lípido A monofosforilado penta-acilado (5-acil, mono-P),

2. m/z 1448 é o lípido A tetra-acilado monofosforilado (4-acil, mono-P).
3. m/z 1768 é o lípido A penta-acilado, di-fosforilado (5-acil, di-P) e
4. m/z 1368 é o lípido A tetra-acilado, não fosforilado (4-acil, não-P).

A estrutura do lípido A *de P. gingivalis* totalmente fosforilado e totalmente acilado, m/z 1768, é diferente da estrutura prototípica do lípido A *de E. coli*. Falta-lhe a cadeia acil secundária que "pega carona" na cadeia acil primária C3', e as suas cinco cadeias acil são mais longas do que as do lípido A *de E. coli*. As cadeias ligadas à amida em C2 e C2' têm 17 Cs, enquanto as cadeias ligadas ao éster em C3 e C3' têm 16 Cs e 15 Cs, respetivamente, em contraste com os 14 Cs de *E. coli*. Os ácidos gordos de cadeia ímpar são também designados por cadeias ramificadas. A quinta cadeia acílica, que se apoia no grupo -OH da cadeia acílica C2', é uma cadeia saturada de 16 C, o ácido palmítico, em oposição ao ácido láurico de 12 C do lípido A *da E. coli. A P. gingivalis* não possui um homólogo *msbB* e, por conseguinte, não produz uma molécula de lípido A hexa-acilado[117] .

A concentração de hemina é um fator ambiental que desencadeia a alteração da composição estrutural do lípido A de *P. gingivalis*. A hemina é uma fonte de ferro para *P. gingivalis*[117] . É a forma oxidada do heme, o grupo protético ligado a muitas proteínas de mamíferos, nomeadamente a hemoglobina encontrada no sangue. Quando cultivada em laboratório, uma fonte de ferro como a hemoglobina ou a hemina é essencial para o crescimento de *P. gingivalis*. A acumulação de hemina na superfície da bactéria quando cultivada em placas de ágar-sangue leva ao seu fenótipo caraterístico de colónia negra. Múltiplas investigações revelaram que a concentração de hemina no meio de crescimento pode afetar a virulência da *P. gingivalis*[117,118] , salientando a potencial relevância da hemina na progressão da doença periodontal.

As estruturas agonistas do lípido A *de P. gingivalis* induziram a expressão de β-defensina-1, -2 e -3 humana, enquanto as espécies antagonistas do lípido A de *P. gingivalis* regularam negativamente a sua expressão[119] . Uma vez que *a P. gingivalis* liberta lipopolissacárido sob a forma de vesículas facilmente difusíveis[120] , a presença do antagonista TLR4 do lípido A da *P. gingivalis* na gengiva tem o potencial de atenuar as respostas TLR4 de toda a comunidade microbiana. Curiosamente, o antagonista TLR4 também pode suprimir as vias de sinalização do hospedeiro envolvidas na manutenção da homeostase do hospedeiro que, ostensivamente, têm pouca relação com a sinalização imune inata. Por exemplo, os fibroblastos gengivais, que estão envolvidos na remodelação contínua da matriz do tecido periodontal, apresentam respostas proliferativas ao fator de crescimento epidérmico que é libertado pelo epitélio gengival. Esta sinalização envolve a cascata de fosforilação da proteína MAPK. Foi demonstrado que o antagonista TLR4 lipídico A de *P. gingivalis* inibe a sinalização mediada pelo fator de crescimento epidérmico ao nível de ERK1/2, p38 e CREB[121] , tendo assim o potencial de perturbar o desenvolvimento dos tecidos e, consequentemente, a sua homeostase.

ENVOLVIDOS NA DANIFICAÇÃO DOS TECIDOS DO HOSPEDEIRO E NA DISSEMINAÇÃO:

1. PROTEINASES (GINGIPAINS):

Proteinase Uma das caraterísticas de virulência potencialmente significativas de *P. gingivalis* é o grande número de enzimas hidrolíticas, proteolíticas e lipolíticas que são produzidas por essencialmente todas as estirpes conhecidas. As proteinases Arg- e Lys- são proteinases de cisteína e receberam o nome comum de gingipains. As gingipainas, incluindo as gingipainas específicas da arginina (Arg-gingipain-A, RgpA e Arggingipain-B, RgpB) e as gingipainas específicas da lisina (Lys-gingipain, Kgp), são codificadas por três genes diferentes designados por *rgpA*, *rgpB* e *kgp*[122] . Os produtos de tradução dos genes rgpA e rgpB, RgpA e RgpB, partilham um domínio de protease do tipo caspase basicamente idêntico, com especificidade restrita às ligações peptídicas Arg-Xaa e um domínio do tipo Ig. No RgpA, os domínios da protease e do tipo Ig são seguidos por uma grande extensão terminal C conhecida como domínios da hemaglutinina-adesina. Do mesmo modo, o produto da tradução do gene *kgp*, Kgp, consiste num domínio catalítico com seletividade para ligações peptídicas Lys-Xaa seguido de uma extensão C-terminal semelhante à do RgpA[123] .

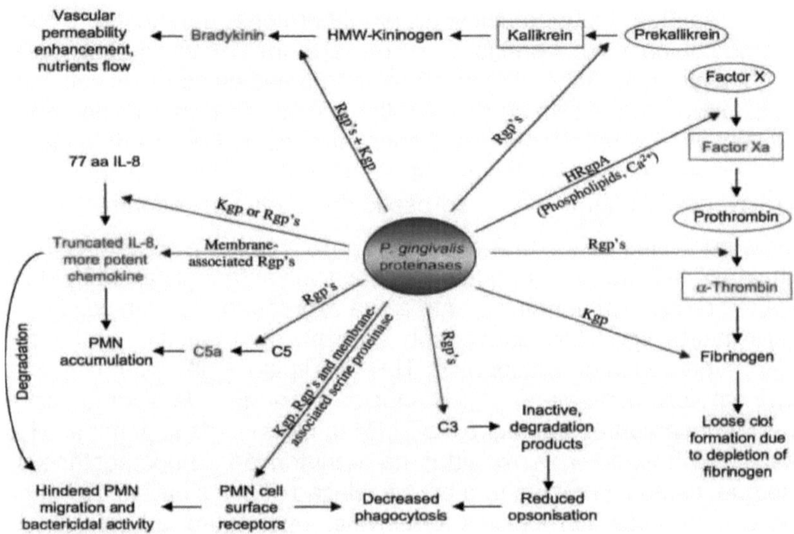

Fig.10: Efeitos das proteinases de P.gingivalis

FUNÇÃO DAS GINGIPAÍNAS:

A. Gingipains na adesão e colonização:

A colonização inicial é facilitada pela capacidade *do P. gingivalis* de aderir a uma grande variedade de superfícies bióticas do hospedeiro, incluindo células epiteliais, matriz extracelular e outras bactérias. Esta adesão é mediada por adesões fimbriais e não-fimbriais, e as gingipainas, direta ou indiretamente, estão envolvidas neste processo e, por conseguinte, são indispensáveis para as fases iniciais da infeção periodontal com *P. gingivalis*. *P. gingivalis* é um colonizador tardio do biofilme bacteriano na superfície do dente em locais subgengivais. Uma variedade de componentes de superfície, incluindo lipopolissacáridos, hidratos de carbono, complexos de gingipaína e fímbrias, tem sido implicada na co-agregação, sendo os dois últimos os mais bem caracterizados[123] .

As gingipainas são, elas próprias, potentes adesinas não-fimbriais que se ligam avidamente a várias proteínas da matriz extracelular, tais como o fibrinogénio, a fibronectina, a laminina e o colagénio de tipo V[124] . Aparentemente, também medeiam uma forte adesão às células epiteliais e aos fibroblastos gengivais[125,126] , sendo a Kgp implicada como fornecedora da maior parte da ligação[127,128] .A atividade de adesão é exercida por domínios de hemaglutinina-adesina, aparentemente os mesmos que estão envolvidos na aglutinação de eritrócitos. A terceira forma de participação das gingipainas na adesão de *P. gingivalis* é através da geração de ligandos crípticos. Aparentemente, a degradação de proteínas da matriz extracelular por Rgps expõe peptídeos com arginina C-terminal para os quais a fímbria longa exibe afinidade específica[129,130] . Este processo aumenta a ligação de *P. gingivalis* às células e à matriz extracelular.

B. Gingipains na aquisição de nutrientes:

P. gingivalis é um microrganismo asacarolítico fastidioso que adquire energia e carbono através da fermentação de resíduos de aminoácidos. Além disso, é auxotrófico no que diz respeito às porfirinas e, por conseguinte, o heme é um fator de crescimento essencial que fornece simultaneamente ferro e porfirina essenciais. Para satisfazer as suas necessidades nutricionais, *a P. gingivalis* desenvolveu todo um sistema para explorar eficazmente diferentes fontes de heme e ferro num hospedeiro humano. Este sistema baseia-se, em grande parte, nas gingipains[131] .

C. Gingipaínas na hemaglutinação e hemólise:

É evidente que basicamente toda a atividade da hemaglutinina está relacionada com os domínios de hemaglutinina-adesina de RgpA, Kgp e HagA[82] . Recentemente, com base em análises bioinformáticas, a topologia dos subdomínios de hemaglutinina-adesina de RgpA, Kgp e HagA foi redefinida e verificada pela cristalização e determinação da estrutura de um domínio designado por K2[132] . O domínio K2 abrange o domínio conservado da hemaglutinina-adesina-2 (também conhecido como HGP15 ou recetor de hemoglobina, HbR). O K2 recombinante, tal como definido, exerce hemólise dos eritrócitos de uma forma dependente da dose e a degradação da glicoforina A pela RgpB sensibiliza os eritrócitos para a atividade hemolítica do K2[132] . A atividade é perdida por proteólise nas ligações peptídicas Lys1291-Pro1292 e/ou Lys 1276-Gly1277 no limite da região, apesar de ambos os fragmentos permanecerem fortemente associados por meios não covalentes. É de salientar que esta associação estreita pode representar um modo de associação da hemaglutinina-adesina-2 com o resto do complexo maduro da gingipaína. Pondo de lado um argumento sobre se a atividade hemolítica do domínio K2 recombinante não processado é fisiologicamente relevante, é óbvio que *a P. gingivalis* é capaz de fixar eritrócitos por aglutinação e lisá-los para libertar hemoglobina[123] .

D. Gingipains na ligação da hemoglobina e na aquisição de heme:

Para as gingipaínas na superfície bacteriana, a ligação da hemoglobina pela hemaglutinina-adesina-2 imobiliza o substrato junto ao domínio da protease. No caso das gingipainas em solução, a hemaglutinina-adesina-2 pode funcionar como um "dispositivo de ligação" que direciona as enzimas para a hemoglobina. Isto facilita a degradação da hemoglobina, efectuada de forma especialmente eficiente pela Kgp[133,134] . As gingipaínas exercem uma ação sequencial na qual a Rgps converte a oxihemoglobina em metemoglobina, o que torna a hemoglobina mais suscetível à degradação pela Kgp[135] . A ocorrência de gingipaínas em grandes complexos é um desenho muito inteligente para facilitar a degradação da hemoglobina e a captura do heme libertado é realizada com elevada afinidade pela hemaglutinina-adesina-2[136] . Subsequentemente, a hemaglutinina-adesina-2 medeia a formação de micro-oxo bisheme convertendo os monómeros FeIIIPPIX. OH em [Fe(III)PPIX]2O e promovendo a sua agregação, conduzindo assim à pigmentação negra das colónias de *P. gingivalis* cultivadas em meios contendo sangue 137,138,139 .

As gingipaínas, que degradam a hemoglobina e libertam heme, fazem parte do sistema de captação de heme/ferro mediado por Hmu de *P. gingivalis*[131,140] , composto por proteínas codificadas pelo locus de captação de heme (*hmu*) recentemente identificado. Neste sistema, as gingipaínas podem funcionar como proteínas semelhantes a hemóforos, transportando o heme capturado para um recetor de hemoglobina (HmuR) na membrana externa. A capacidade reduzida de um mutante duplo *hmuR kgp* de crescer com hemina ou hemoglobina como fonte de ferro[141] e a interação física das gingipainas com o HmuR apoiam[142] esta sugestão. Em alternativa, o heme é primeiro transferido para HmuY e depois depositado em HmuR. A excecional resistência desta proteína à proteólise faz de HmuY um bom parceiro para as gingipaínas na via de sequestro de heme/ferro por *P. gingivalis*.

E. Degradação de proteínas que contêm heme/ferro:

As bactérias patogénicas utilizam frequentemente moléculas de eliminação conhecidas como sideróforos para retirar o ferro essencial dos transportadores de ferro do hospedeiro. Por outro lado, *a P. gingivalis* utiliza gingipaínas para degradar a haptoglobina, a transferrina e a hemopexina, o que permite que este organismo desprovido de sideróforos cresça num meio mínimo com soro humano normal como fonte de heme/ferro[134] . O ferro libertado da transferrina degradada proteoliticamente é assimilado por *P. gingivalis* cultivado num meio quimicamente definido que contém transferrina ironsaturada como única fonte de ferro[143] . O papel das gingipainas neste processo é realçado pelo facto de os mutantes nulos de Kgp e de gingipain não conseguirem crescer nesse meio, enquanto o crescimento da estirpe deficiente em Rgp foi gravemente prejudicado.

F. Produção de péptidos nutritivos:

O crescimento da *P. gingivalis* asacarolítica depende inteiramente da disponibilidade de péptidos como fonte de carbono e azoto, uma vez que a bactéria é incapaz de utilizar aminoácidos livres[144] . Para satisfazer esta necessidade nutricional, *a P. gingivalis* utiliza aparentemente o seu sistema proteolítico elaborado, composto por endopeptidases (gingipaínas, periodontain, protease PrtT e protease Tpr), oligopeptidase e di- e tripeptidil peptidases em cascata[145] .

As gingipaínas, enquanto endopeptidases mais "agressivas", iniciam esta cascata através da degradação das proteínas do soro e dos tecidos. Este facto é corroborado pela incapacidade dos mutantes eliminados da gengipaína para crescerem em meios quimicamente definidos com a única fonte de carbono e azoto fornecida pelas proteínas do soro[146] , ou especificamente albumina, imunoglobulina e transferrina[147] . Os fragmentos de proteína gerados pela gingipaína são finalmente sujeitos à ação de di- e tripeptidil peptidases para libertar di- e tripeptídeos que serão transportados para a célula e utilizados no metabolismo energético e de carbono de *P.gingivalis.*

G. Gingipaínas na neutralização das defesas do hospedeiro[123]

A invasão das células epiteliais orais e o crescimento intracelular podem ser considerados uma abordagem furtiva para sobreviver no hospedeiro; a estratégia global da *P. gingivalis* é resistir, ou mesmo aumentar, um confronto total com o sistema de defesa do hospedeiro. Esta resposta inicial é composta pelo sistema inato que consiste em péptidos e proteínas antibacterianos, sistema de complemento, neutrófilos e macrófagos residentes nos tecidos. A ativação do complemento e o afluxo de neutrófilos iniciam uma reação inflamatória aguda, mas *o P. gingivalis* incorporado no biofilme é, na sua maioria, impenetrável a este ataque, pelo que a segunda linha de defesa, a imunidade induzida, é mobilizada para combater o agente patogénico utilizando anticorpos, macrófagos activados e células T citotóxicas. Ambos os sistemas de defesa interagem e são sincronizados pela rede de citocinas. Infelizmente, esta tentativa sinérgica de eliminar *o P. gingivalis* é inútil e o sistema imunitário frustrado, especialmente o ramo inato, causa danos colaterais extensos nos tecidos gengivais e periodontais circundantes, que se manifestam como alterações patológicas associadas ao desenvolvimento da periodontite.

H. Degradação de péptidos antibacterianos:

No fluido crevicular gengival de doentes com periodontite crónica, os níveis de α-defensinas e LL-37 foram significativamente elevados em comparação com controlos saudáveis[148,149] . O facto de, sem intervenção terapêutica, a periodontite crónica não se resolver espontaneamente sugere que as bactérias do biofilme microbiano subgengival que banham o fluido crevicular gengival devem ser resistentes à morte por péptidos antimicrobianos catiónicos.

No caso de *P. gingivalis*, o nível de sensibilidade à morte por LL-37 e β-defensinas humanas depende da estirpe: As estirpes W50, W83 e ATCC 49417 são menos susceptíveis do que a ATCC 33277[150,151] . Os últimos tratamentos aumentam a expressão dos genes *rgpA* e *rgpB*[152] e as gingipaínas degradam eficazmente as defensinas[153,154] . É provável que estas proteases, pelo menos parcialmente, protejam a *P. gingivalis* contra os péptidos antimicrobianos catiónicos. Num biofilme densamente povoado, as gingipaínas, bem como as proteases libertadas por outros periodontopatógenos[129,155] , podem inativar proteoliticamente os péptidos antimicrobianos catiónicos para permitir a sobrevivência de outras espécies bacterianas que lhes são altamente sensíveis. Finalmente, é preciso ter em mente que a degradação dos peptídeos antimicrobianos catiónicos também inativa a capacidade dos peptídeos antimicrobianos catiónicos de neutralizar os lipopolissacarídeos, o que pode levar a uma produção exacerbada e sustentada de citocinas pró-inflamatórias.

I. Explorar o complemento :

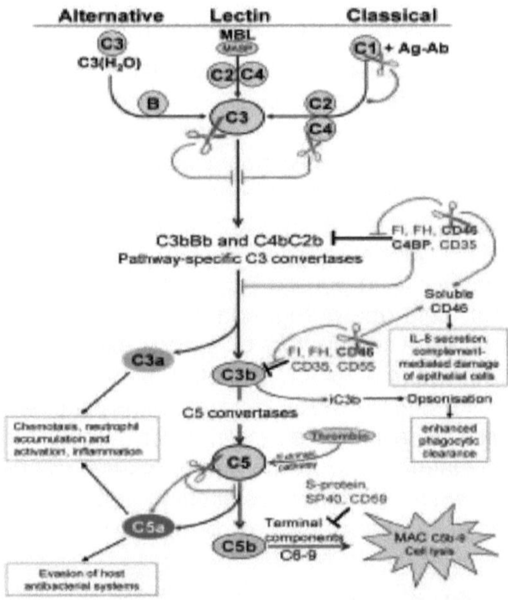

Fig. 11 : Vias de ativação do sistema do complemento e pontos de intervenção da gingipaína.

O complemento é iniciado por três vias principais. A via alternativa é desencadeada devido a uma incapacidade de regular adequadamente a deposição espontânea constante e de baixo nível de C3 ativado em superfícies estranhas. O C3 hidrolisado espontaneamente forma um complexo com o fator B (fB), levando à formação da via alternativa inicial da C3 convertase (C3bBb). A via da lectina é iniciada pela ligação da lectina de ligação ao manano (MBL) a resíduos de manose na superfície dos microrganismos, o que ativa as serino-proteases da lectina de ligação ao manano (MASP), que depois clivam C4 e C2. A via clássica é activada quando os anticorpos se ligam ao antigénio correspondente e são activadas as serino-proteases (C1s e C1r) no complexo C1, que clivam C4 e C2. Como resultado, em ambas as vias é formada a mesma C3 convertase (C4bC2b). As três vias convergem numa etapa central, que envolve a ativação do terceiro componente do complemento (C3), levando à produção da anafilatoxina C3a e das opsoninas C3b e iC3b. Na via terminal, C5b inicia a montagem do complexo de ataque à membrana C5b-9 (MAC), que, por sua vez, induz a lise das células microbianas. As superfícies do hospedeiro são protegidas da ativação espontânea do complemento por reguladores do complemento que actuam em várias fases da via de ativação do complemento (linhas finais pretas). Os reguladores do complemento são proteínas associadas à superfície celular, como o CD35 (Recetor do Complemento 1, CR1), o CD46 (proteína cofactora da membrana, MCP), o CD55 (fator acelerador da decomposição, DAF) e o CD59, ou reguladores solúveis que circulam no sangue, incluindo o fator H (FH), o fator I (FI), a proteína de ligação ao C4 (C4BP), a proteína S (vitronectina) e a SP-40 (clusterina). Os alvos de ataque da gingipaína estão representados por tesouras vermelhas que resultam na inibição da via (linhas finais vermelhas) ou na estimulação da via (setas vermelhas finas).

P. gingivalis é resistente à morte pelo sistema de complemento humano. Em grande parte, esta resistência depende da atividade proteolítica das gingipains[146] que degradam diferentes componentes do complemento. Além disso, é agora claro que as gingipaínas também contribuem para a proteção independente da proteólise de *P. gingivalis* contra a lise mediada pelo complemento[156] . Isto é conseguido através da captura do inibidor do complemento humano, a proteína de ligação C4b, impedindo assim a deposição do complexo de ataque à membrana na superfície de *P. gingivalis* (Fig.11).

Krauss e colegas[157] imaginaram: *P. gingivalis* e *P. intermedia* activam o complemento quando presentes em números baixos, resultando numa reação inflamatória local. Uma vez que *a P. gingivalis* e *a P. intermedia* são resistentes à lise mediada pelo complemento, sobrevivem ao ataque que pode eliminar outras bactérias que, de outra forma, poderiam competir por espaço e nutrientes. Nas fases mais avançadas da infeção, a concentração de proteases junto às bactérias secretoras de enzimas é suficientemente elevada para destruir C3, C4 e C5, inibindo assim a ativação do complemento e promovendo a sobrevivência de toda a comunidade do biofilme ao ajudar as bactérias espectadoras a evitar a morte pelo complemento.

No entanto, pode assumir-se que a alguma distância do biofilme, onde as enzimas estão mais diluídas, as gingipainas e a interpaína A podem ainda ativar o complemento. Isto irá propagar o estado inflamatório, alimentando as bactérias com nutrientes do exsudado plasmático inflamatório e causando danos no tecido periodontal[123] .

J. Gingipaínas na destruição de tecidos[123]

As alterações morfológicas associadas à doença periodontal avançada incluem a reabsorção do osso alveolar e a destruição do ligamento periodontal, levando à perda de inserção e à formação de bolsas periodontais. As bolsas periodontais patológicas são revestidas por células epiteliais alteradas que são diferentes das que formam o epitélio juncional no periodonto saudável. Todas estas remodelações tecidulares requerem a degradação proteolítica de vários elementos estruturais, como as fibras de colagénio que formam o ligamento periodontal, as proteínas envolvidas nas junções celulares e as proteínas da matriz extracelular. Como descrito abaixo, as gingipaínas são importantes, direta e indiretamente, na remodelação patológica dos tecidos associada ao desenvolvimento e progressão da periodontite.

K. Degradação direta de proteínas da matriz extracelular

As gingipainas degradam eficazmente várias proteínas da matriz extracelular *in vitro*; as gingipainas podem causar muito mais danos indiretamente, perturbando o equilíbrio protease-inibidor da protease e permitindo que as enzimas "profissionais" endógenas do hospedeiro que degradam a matriz façam o trabalho sujo[123] .

O desequilíbrio, ou a atividade proteolítica excessiva e de largo espetro nos locais de inflamação local pode surgir devido a vários mecanismos, incluindo

(i) expressão excessiva de metaloproteases da matriz e dos seus inibidores (TIMPs);

(ii) libertação de proteases das células necróticas e dos neutrófilos activados;

(iii) inativação dos inibidores de proteases endógenos; e

(iv) conversão descontrolada de metaloproteases de matriz zimogénica nas suas formas proteoliticamente activas.

Aparentemente, todos estes mecanismos ocorrem nos locais de periodontite infectados e a presença de metaloproteases de matriz activas (metaloprotease de matriz-8, metaloprotease de matriz-9) no fluido cervicular gengival ou mesmo na saliva tem sido relatada como sendo o preditor mais fiável de periodontite ativa. As células de *P. gingivalis*, os extractos de células, os meios de cultura ou os lipopolissacáridos podem estimular a secreção de metaloproteases de matriz a um nível mais elevado do que os TIMP nas células dendríticas[158] , nas células do ligamento periodontal humano, nos fibroblastos gengivais humanos[159] e numa mucosa oral humana modificada, só para dar alguns exemplos. Pelo menos no caso dos fibroblastos gengivais humanos, foi demonstrado que a expressão da metaloprotease-1 da matriz era estimulada pela atividade da Rgp[160] .

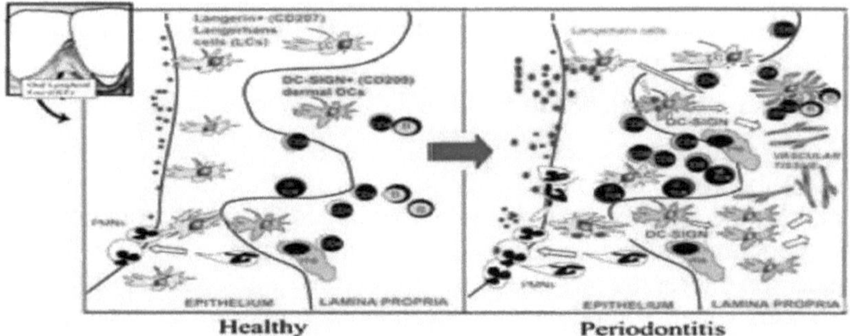

Fig.12: Degradação da matriz extracelular

A expressão diferencialmente regulada das metaloproteases da matriz e dos TIMP por uma variedade de factores de crescimento, citocinas, quimiocinas e desgranulação de neutrófilos conduzirá ainda a um desequilíbrio entre as metaloproteases da matriz e os TIMP. As metaloproteases da matriz são segregadas como zimogéneos que podem ser activados por proteólise limitada do profragmento. Neste contexto, é necessário sublinhar que as metaloproteases da matriz latentes podem ser diretamente activadas pelas gingipains[161,162] . Este achado é corroborado por dados que mostram que as Rgps estimulam a degradação do colagénio tipo I por fibroblastos gengivais humanos cultivados em placas revestidas de colagénio. A libertação excessiva e a ativação descontrolada de metaloproteases da matriz sem oposição dos TIMP é a explicação mais provável para a destruição das fibras de colagénio no ligamento periodontal e para a remodelação patológica dos tecidos periodontais.

Em suma, é evidente que as gingipaínas, apesar da sua atividade proteolítica geral, não estão provavelmente envolvidas diretamente na causa de danos nos tecidos periodontais. É muito mais provável que estas enzimas, em sinergia com outros mecanismos utilizados por *P. gingivalis,* sejam capazes de perturbar o equilíbrio proteolítico entre as proteases do hospedeiro, especialmente as derivadas de neutrófilos, e os inibidores de proteases endógenos. Ao serem libertadas de um controlo apertado, as proteases do hospedeiro, especialmente as metaloproteases da matriz e a elastase de neutrófilos, são aparentemente a principal força que impulsiona a remodelação patológica do periodonto.

II. COLAGENASE

A colagenase é talvez a mais importante das enzimas proteolíticas *do P gingivalis* e, se expressa *in vivo,* seria uma das principais enzimas destrutivas (fator de virulência) associadas à destruição dos tecidos moles caraterística da periodontite humana. Vários investigadores[163] postularam que a colagenase *de P gingivalis* pode participar com a colagenase derivada do hospedeiro na destruição do colagénio gengival. Birkedal-Hansen et al.[164] e Uitto et al.[165] , por exemplo, postularam que uma proteinase de *P gingivalis* pode induzir diretamente a produção de colagenase a partir de fibroblastos gengivais humanos.

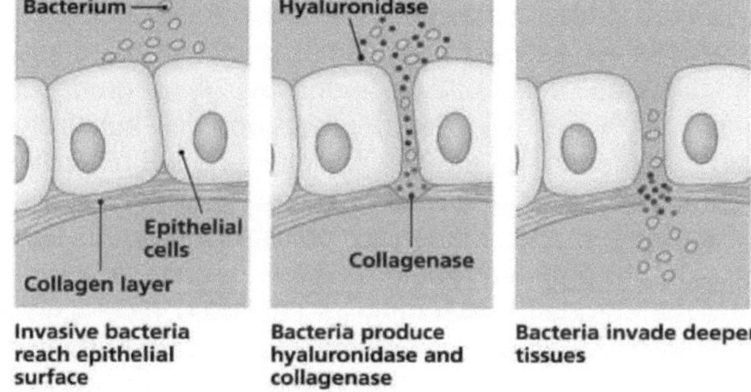

Fig.13: Efeito da colagenase

Produção de colagenase por bactérias seguida de invasão nos tecidos

Foi há quase 35 anos que Schultz-Haudt & Scherp[166] demonstraram que uma cultura mista de bactérias isoladas da cavidade gengival apresentava atividade colagenolítica. Foi demonstrado que esta atividade era uma colagenase de *Bacteroides melaninogenicus*[167]. Vários estudos subsequentes descreveram a atividade colagenolítica num grande número de espécies *de Bacteroides*. A atividade estava associada às células e era reforçada quando as estirpes eram cultivadas em meio pobre em péptidos na presença de colagénio [^{14} C -labeled] como substrato[168]. Toda et al.[169] demonstraram que a adição de agentes redutores ao meio de crescimento contendo colagénio aumentou significativamente a atividade colagenolítica de todas as estirpes de *P gingivalis* testadas.

Mayrand & Grenier conseguiram dissecar a atividade colagenolítica em pelo menos duas actividades: uma colagenase específica e proteinases não específicas[170]. Estas enzimas colagenolíticas dependentes de tiol foram purificadas a partir do sobrenadante de cultura gasto e a sua inibição com componentes do soro foi estudada[171]. A enzima tinha um peso molecular de 70 kDa[172]. O sobrenadante de crescimento gasto também continha uma enzima solúvel do tipo tripsina e uma associada às vesículas da membrana externa. A enzima purificada tinha um peso molecular de 58 kDa e era capaz de degradar fibronectina plasmática humana e colagénio de cauda de rato de tipo I nativo[173]. Embora muitas estirpes *de P.gingivalis* produzissem atividade colagenolítica associada às células, capaz de dissolver fibrilhas de colagénio reconstituído (tipo I) e de clivar o domínio helicoidal dos colagénios dos tipos I, II e III, os padrões de clivagem eram claramente distintos do padrão de clivagem caraterístico das colagenases de vertebrados[174]. Por conseguinte, não é claro qual é a colagenase (bacteriana ou do hospedeiro) responsável pela destruição *in vivo* do colagénio.

Em contraste com os estudos de Toda et al.[169] e Mayrand et al.[175], Smalley et al.[176] verificaram que a atividade colagenolítica era atenuada com ditiotreitol. A comparação da atividade colagenolítica encontrada nas fracções de vesículas extracelulares da W50 virulenta e de uma variante colonial avirulenta W50/ BE1 mostrou que ambas as estirpes despolimerizavam o colagénio, produzindo padrões de digestão polipeptídica idênticos. A degradação produziu aproximadamente 90% e 5% de degradação do substrato, respetivamente, semelhante à encontrada em células inteiras de *P gingivalis* W50[177]. A colagenase purificada de *P gingivalis* era uma proteína de peso molecular 94 kDa que sofre clivagem espontânea em polipéptidos de 75, 56 e 19 kDa. A enzima foi activada por agentes redutores e teve a capacidade de clivar o colagénio tipo IV da membrana basal humana e péptidos de colagénio sintético[178]. Num estudo, Hoover & Felton[179] e Li et al.[180] utilizaram mutantes específicos deficientes em colagenase de *P. gingivalis* gerados por mutagénese de nitrosoguanidina e mostraram que os mutantes possuíam uma interação significativamente reduzida (ou seja, aderência) a A. *viscosus* em comparação com o seu progenitor de tipo selvagem. Takahashi et al. conseguiram isolar um gene prtC da estirpe 53977 de *P.gingivalis*, que expressava a atividade de colagenase[181] .

III. AMINOPEPTIDASES

***P.** gingivalis* é o único membro da microbiota periodontopática que exibe uma forte atividade de dipeptidil arilaminopeptidase[182] . Abiko et al. purificaram a dipeptidilaminopeptidase do sobrenadante de crescimento gasto de *P. gingivalis* e expuseram-na ao colagénio de tipo 1, clivando um dipeptídeo de glicilpropil da proteína de colagénio[183] . Embora os estudos originais de Nakamura et al.[184] definissem uma "enzima pura", estudos posteriores desta aminopeptidase revelaram que continha pelo menos duas aminopeptidases adicionais, a N-CBz-glicil-arginil peptidase (N-CBz-Gly-Gly-Arg), que estava associada às células e era extracelular, e uma peptidase extracelular, a glicil-prolil peptidase (Gly-Pro peptidase). Ambas as aminopeptidases eram proteinases activadas por tiol e serina, respetivamente[185] . Grenier & McBride purificaram uma Gly-Pro aminopeptidase da membrana externa de P. *gingivalis* ATCC 33277 e purificaram a proteína até à homogeneidade com um peso molecular de 29 kDa [186] .

Miyauchi et al.[187] e Barua et al.[188] também purificaram pelo menos duas aminopeptidases semelhantes a partir de extractos celulares de *P.gingivalis*; no entanto, estes investigadores referem que estas proteínas purificadas tinham pesos moleculares de 75 e 80 kDa. Grenier & McBride[189] foram bem sucedidos na localização da sua atividade de aminopeptidase à superfície de P. *gingivalis.* A microscopia imunoelectrónica localizou a enzima no espaço periplasmático. A aminopeptidase que isolaram neste estudo parecia ser uma proteína muito maior do que a aminopeptidase de 29 kDa que isolaram originalmente. Esta última proteína foi referida por Kay et al.[190] como tendo um peso molecular de pelo menos 160 kDa, e a atividade também foi encontrada associada a vesículas da membrana externa e numa fração proteica extracelular, sendo esta última mais do que provavelmente o resultado da lise de membranas ou vesículas.

COMO *A P.GINGIVALIS* MODIFICA AS RESPOSTAS DO COMPLEMENTO E DOS RECEPTORES TOLL-LIKE PARA PREVALECER NO HOSPEDEIRO[157]

A P. gingivalis seria provavelmente incapaz de estabelecer uma infeção crónica, a não ser que tivesse também desenvolvido formas de evadir, minar ou enganar o sistema imunitário do hospedeiro. Isto é lucidamente exemplificado pela sua capacidade não só de subverter a imunidade do complemento e dos TLR, mas também de explorar vias de sinalização cruzada entre o complemento e os TLR.

Neutralização da ação do complemento

O P.gingivalis causa uma inibição significativa da ativação do complemento, independentemente da via de iniciação envolvida (clássica, lectina ou alternativa) através da degradação dependente da gingipaína de componentes-chave do complemento, como o C3. Consequentemente, a deposição de opsoninas ou do complexo de ataque às membranas na superfície do agente patogénico é suprimida, a menos que a sua atividade de gingipaína seja eliminada por meios químicos ou genéticos. Todas as três enzimas gingipainas participam na inativação do complemento, embora as enzimas específicas da Arg (HRgpA e RgpB) sejam mais potentes a este respeito do que a gingipaina específica da Lys (Kgp). Como medida de segurança adicional, o agente patogénico parece sequestrar mecanismos fisiológicos de inibição da cascata do complemento. A P. gingivalis utiliza a sua HRgpA para capturar a proteína de ligação C4b circulante na superfície celular bacteriana, adquirindo assim a capacidade de regular negativamente a via clássica da C3 convertase. A P. gingivalis é extremamente resistente à ação lítica do complemento. Curiosamente, no entanto, os mutantes Arg- e Lys-gingipaína são tão resistentes como o organismo de tipo selvagem após a sua exposição ao soro humano, embora os fragmentos activos do complemento sejam prontamente depositados na sua superfície bacteriana.

Observações intrigantes sugerem um mecanismo de proteção inerente que é independente da inativação do complemento. De facto, um polissacárido aniónico de superfície foi implicado nesta resistência inerente porque os mutantes de P. gingivalis sem esta estrutura tornam-se prontamente susceptíveis à lise mediada pelo complemento. A P. gingivalis pode estar a utilizar uma série de mecanismos de reforço diferentes para garantir a sua sobrevivência na presença de complemento. A este respeito, uma vez que os mecanismos inibitórios de P. gingivalis contra a ativação do complemento são permeáveis, faz sentido que também tenha desenvolvido uma resistência inerente contra a lise dependente do complemento. No entanto, se o polissacárido aniónico de superfície for suficiente para proporcionar uma proteção inerente, uma questão plausível é a de saber por que razão o agente patogénico desenvolveu formas adicionais de suprimir um sistema que não o pode matar. Uma interpretação interessante deste facto é que a P. gingivalis pode ter desenvolvido a capacidade de inativação do complemento não para sua própria proteção, mas para benefício de outros organismos que ocupam o mesmo nicho subgengival. Esta ação pode não ser tão altruísta como parece; pode, na verdade, oferecer uma vantagem de sobrevivência para a P. gingivalis porque depende de outras bactérias periodontais para uma melhor colonização e expressão plena de virulência. Uma vez que a P. gingivalis é resistente à ação lítica do complemento, a capacidade do sistema do complemento para oferecer proteção direta ao hospedeiro contra este organismo é seriamente questionada. No entanto, não se pode excluir que a ativação do complemento possa combater indiretamente este agente patogénico através do recrutamento e ativação de células fagocíticas. No entanto, o P. gingivalis pode ter desenvolvido estratégias para diminuir ou evitar a sua destruição pelos fagócitos na presença do complemento.

Evasão e subversão dos TLRs

As evidências sugerem que a P. gingivalis também pode ter desenvolvido formas de evadir ou subverter o sistema TLR, que detecta este organismo principalmente através do TLR2, como demonstrado in vitro e in vivo. No entanto, o TLR4 parece ter pouco ou nenhum papel na ativação celular em resposta a esta bactéria oral. Estas observações parecem curiosas, dado que a P. gingivalis é um organismo gram-negativo que expressa um lipopolissacárido. No entanto, o organismo utiliza elegantemente lipídios A 1- e 4 4 -fosfatases específicas e uma desacilase, que, em conjunto, geram uma estrutura lipídica A tetra-acilada e desfosforilada. Esta modificação torna a molécula de lipopolissacarídeo biologicamente inerte, permitindo assim que a P. gingivalis evite a ativação do TLR4. Ao mesmo tempo, esta modificação confere proteção contra a polimixina B e talvez outros péptidos antimicrobianos catiónicos. Curiosamente, a presença de concentrações elevadas de hemina (um nutriente ambiental encontrado em locais doentes) suprime a atividade da lipídio A 1-fosfatase e leva à produção de um lipídio A monofosforilado, que antagoniza ativamente a ativação do TLR4. Assim, embora a P. gingivalis possa expressar outras moléculas com atividade agonística intrínseca do TLR4, a ativação do TLR4 é provavelmente suprimida no contexto de todo o organismo, como se observa tanto in vitro como in vivo.

A P. gingivalis comporta-se como alguns outros agentes patogénicos não orais que também optaram por modificar as suas estruturas de superfície para escapar ao reconhecimento pelo TLR4 . Isto pode explicar porque é que o TLR2, em vez do TLR4, é o TLR predominante envolvido no reconhecimento de P. gingivalis. A indução da sinalização de TLR2 por P. gingivalis requer um parceiro de sinalização (TLR1 ou TLR6), tem lugar em lipid rafts de membrana (onde os receptores são recrutados ad hoc) e é facilitada por um coreceptor não sinalizador (CD14) que reside constitutivamente em lipid rafts. Embora a resposta TLR2 do hospedeiro possa ser potencialmente protetora, o P. gingivalis desenvolveu formas de minar a resposta pretendida do hospedeiro. De facto, foi demonstrado que o agente patogénico manipula a resposta do TLR2 instigando um cruzamento molecular entre o TLR2 e o recetor 4 da CXC-quimiocina nas jangadas lipídicas dos macrófagos. Especificamente, a ligação das fímbrias de P. gingivalis ao recetor 4 de CXC-quimiocina induz a sinalização da proteína quinase A dependente de AMP cíclico, que por sua vez suprime a ativação do fator nuclear-kB dependente de TLR2 e a indução de óxido nítrico. A inibição da produção desta molécula antimicrobiana chave promove a capacidade do P. gingivalis de sobreviver in vitro e in vivo.

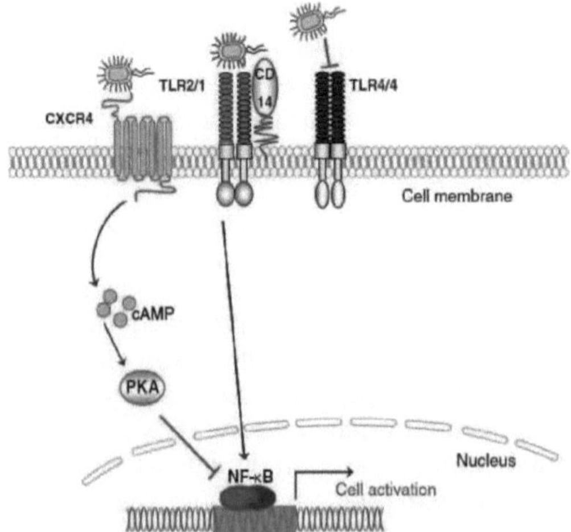

Fig.14: Evasão ou subversão da ativação dos receptores do tipo Toll (TLR) por Porphyromonas gingivalis. A P. gingivalis utiliza um sistema elaborado de actividades de fosfatase e desacilase do lípido A que modificam a estrutura do lípido A do seu lipopolissacárido. Estas modificações resultam em moléculas de lipopolissacarídeo que podem evitar ou antagonizar ativamente a ativação do TLR4 (representado como um homodímero; TLR4/ 4). Embora a ativação do heterodímero TLR2/TLR1 (TLR2/1) não seja antagonizada ao nível do recetor TLR, a P. gingivalis instiga um crosstalk molecular entre o recetor CXC-quimiocina 4 e o TLR2/1. Ao contrário do CD14, que facilita a ativação do TLR2/1 pelo agente patogénico, o CXCR4 suprime a sinalização do TLR2. Mecanicamente, a P. gingivalis utiliza as suas fímbrias para se ligar ao CXCR4 e induzir a sinalização da proteína quinase A (PKA) dependente de AMP cíclico, que por sua vez inibe a ativação do fator nuclear-kappaB (NF-kB)

Exploração de interações cruzadas entre TLRs e complemento A ativação de TLR2 por P. gingivalis induz duas cascatas de sinalização distintas. Uma das

A cascata de TLR2 leva à indução de respostas pró-inflamatórias e antimicrobianas e representa a via que é manipulada por P. gingivalis através da exploração do recetor 4 de quimiocinas CXC. A outra cascata representa uma via pró-adesiva e envolve um crosstalk entre TLR2 e o sistema de complemento. Especificamente, a P. gingivalis induz a sinalização de dentro para fora do TLR2, que transactiva a capacidade adesiva do recetor-3 do complemento. Este crosstalk é possível devido à propriedade do recetor-3 do complemento de se agrupar com os TLRs nas jangadas lipídicas das células estimuladas por P. gingivalis. Uma vez transactivado, contudo, o recetor-3 do complemento torna-se um alvo da atividade subversiva de P. gingivalis. De facto, a P. gingivalis utiliza as suas fímbrias para se ligar ao recetor-3 do complemento, que por sua vez medeia a absorção deste agente patogénico oral pelos macrófagos. Curiosamente, este mecanismo fagocítico não promove a morte de P. gingivalis, possivelmente porque o recetor-3 do complemento não está ligado a mecanismos microbicidas vigorosos. Em contraste, quando P. gingivalis é fagocitado por receptores alternativos (i.e. quando o recetor-3 do complemento é bloqueado ou geneticamente ablacionado), a morte intracelular deste agente patogénico é dramaticamente aumentada.

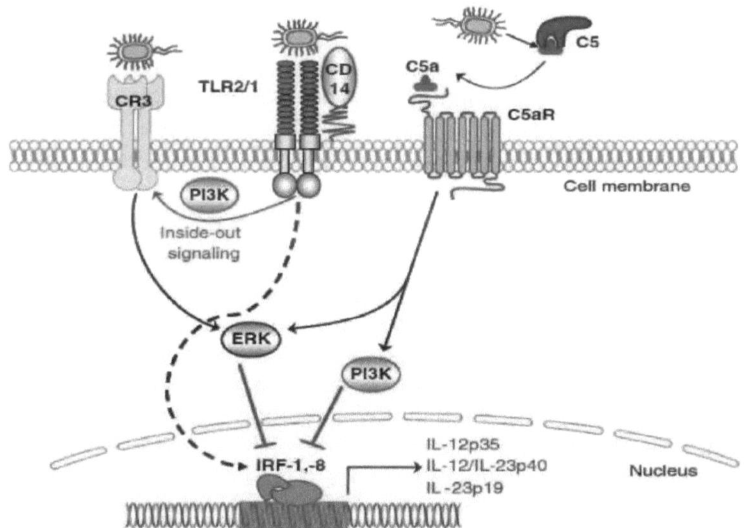

Fig.15: Vias de comunicação cruzada entre os receptores Toll-like (TLRs) e o complemento em macrófagos activados por Porphyromonas gingivalis. O reconhecimento de P. gingivalis pelos TLRs é predominantemente mediado pelo heterodímero TLR2/TLR1 (TLR2/1), auxiliado pelo co-recetor CD14. Esta interação induz a sinalização de dentro para fora dependente da fosfatidilinositol 3-quinase (PI3K), que transactiva o estado de alta afinidade do recetor-3 do complemento (CR3). Curiosamente, a P. gingivalis interage com o CR3 ativado e induz a sinalização da quinase 1 / 2 relacionada com o sinal extracelular (ERK1 / 2), que por sua vez regula negativamente a expressão do ARN mensageiro para as citocinas da família da interleucina-12.

Além disso, a P. gingivalis utiliza as suas gingipaínas para atacar o C5 e libertar C5a biologicamente ativo. Através do seu recetor (C5aR), C5a pode ativar PI3K e ERK1 /2, que por sua vez suprimem factores de transcrição críticos (os factores reguladores de interferão 1 e 8; IRF-1 e -8), necessários para a expressão de citocinas da família da interleucina-12. Intrigantemente, a inibição da interleucina-12 bioactiva através destes mecanismos resulta numa diminuição da depuração imunitária de P. gingivalis in vivo, sugerindo que o agente patogénico explora a sinalização cruzada TLR / complemento para promover a sua virulência.

A interação de P. gingivalis com o recetor-3 do complemento também ativa a quinase 1 / 2 regulada por sinal extracelular, que por sua vez inibe seletivamente a expressão do ARN mensageiro para as subunidades p35 e p40 da interleucina-12. A interleucina-12 é uma citocina chave envolvida na eliminação de agentes patogénicos através da regulação da produção de interferão-c, que é um potente ativador da capacidade microbicida dos macrófagos. Em conformidade com o acima exposto, os ratinhos de tipo selvagem apresentam níveis mais baixos de interleucina-12 e de interferão-gama, e apresentam uma depuração prejudicada da infeção sistémica por P. gingivalis, em comparação com os ratinhos que não possuem o recetor-3 do complemento. Resultados semelhantes são observados após o bloqueio do CR3 com um antagonista específico, que, além disso, suprime a indução da perda óssea periodontal por P. gingivalis em ratinhos. Em resumo, existem provas convincentes de que o recetor do complemento-3 constitui um calcanhar de Aquiles que confere ao hospedeiro suscetibilidade à infeção por P. gingivalis. A este respeito, parece provável que a P. gingivalis possa ter efetivamente cooptado um mecanismo anti-inflamatório natural para escapar à imunidade inata. Especificamente, o recetor-3 do complemento está fortemente comprometido com a fagocitose de células apoptóticas revestidas com iC3b, que normalmente não são reconhecidas como perigosas. Isto impede a indução de uma resposta vigorosa do hospedeiro e, de facto, a produção de interleucina-12 é inibida após a fagocitose de células apoptóticas por macrófagos.

Embora a P. gingivalis iniba a cascata do complemento, curiosamente, o agente patogénico gera proactivamente um dos fragmentos activos do complemento. Especificamente, as três gingipains (HRgpA, RgpB e Kgp) actuam de forma semelhante à C5 convertase e geram C5a biologicamente ativo através da degradação limitada de C5, enquanto o C5b remanescente é funcionalmente inerte. Quando o C5 é oxidado por radicais hidroxilo (como pode ocorrer no ambiente oxidativo da resposta inflamatória), as gingipainas geram um aumento da atividade biológica do C5a. Além disso, a P. gingivalis pode gerar indiretamente C5a funcional, explorando o cruzamento fisiológico entre os sistemas de coagulação e do complemento, que ativa a chamada via extrínseca. De facto, a HRgpA e a RgpB activam a protrombina para formar trombina, que, por sua vez, gera C5a biologicamente ativo ao atuar como uma C5 convertase. Embora C5a possa potencialmente desempenhar um papel fundamental na defesa do hospedeiro contra a infeção, parece altamente improvável que P. gingivalis use suas enzimas para gerar C5a para contribuir para sua eliminação. Uma questão intrigante, portanto, é saber se existe alguma pressão selectiva ou vantagem para o P. gingivalis gerar especificamente C5a, dado que este agente patogénico cronicamente persistente inibe globalmente a cascata do complemento. Um cenário possível é que a geração local de níveis excessivos de C5a poderia incapacitar a função antimicrobiana dos neutrófilos creviculares gengivais, tornando-os menos ameaçadores para P. gingivalis. Isto deve-se ao facto de os neutrófilos ficarem imunologicamente paralisados na presença de concentrações elevadas (10-100 nm) de C5a, deixando assim de desempenhar funções como a quimiotaxia, a fagocitose e a produção de mediadores antimicrobianos e inflamatórios. Esta disfunção imunológica foi observada tanto in vitro como in vivo e afecta neutrófilos humanos e de roedores. De facto, a inibição mediada por C5a da morte de P. gingivalis por neutrófilos ocorre, pelo menos in vitro (J. Krauss e G. Hajishengallis, dados não publicados). No entanto, os mecanismos subjacentes, quer envolvam paralisia imunitária ou alteração de vias de sinalização específicas, estão atualmente a ser investigados. Para além da sua potencial exploração por P. gingivalis, o C5a pode amplificar os danos nos tecidos periodontais através da sua capacidade de recrutar e ativar células inflamatórias. Por exemplo, o aumento da produção de espécies reactivas de oxigénio pelos neutrófilos estimulados por C5a pode contribuir para a destruição oxidativa dos tecidos periodontais. Por outro lado, esta resposta do hospedeiro não afectaria o P. gingivalis, porque este é resistente à morte por espécies reactivas de oxigénio. Mesmo que a atividade da gingipaína de P. gingivalis seja capaz de aumentar as concentrações microenviromentais de C5a para níveis paralisantes para os neutrófilos, tal não afectaria a função dos macrófagos, que também podem ser recrutados para a fenda gengival ou interagir adicionalmente com o agente patogénico no tecido conjuntivo periodontal. De facto, os macrófagos são bastante resistentes aos efeitos deletérios de concentrações elevadas de C5a, porque expressam níveis relativamente modestos do recetor C5a em relação aos neutrófilos. Por exemplo, enquanto a capacidade dos neutrófilos para induzir o fator de necrose tumoral alfa (e outras respostas inatas) é inibida na presença de C5a a concentrações de ≠10 nm, os macrófagos apresentam respostas potenciadas do fator de necrose tumoral alfa sob as mesmas concentrações de C5a. Portanto, mesmo em níveis elevados, C5a não exerce uma influência imunossupressora geral sobre os macrófagos.

No entanto, é surpreendente o facto de o C5a poder reduzir especificamente a regulação das citocinas da família da interleucina-12. De facto, a sinalização induzida por C5a nos macrófagos interfere com a expressão induzida por TLR do ARNm para as subunidades p35 da interleucina-12, p40 da interleucina-12 / interleucina-23 e p19 da interleucina-23. Estes efeitos reguladores são possivelmente mediados pela sinalização da fosfatidilinositol 3-quinase induzida pelo C5a e da quinase 1 / 2 regulada por sinal extracelular, que, em conjunto, suprimem factores de transcrição críticos, nomeadamente os factores reguladores do interferão 1 e 8. A nível proteico, a produção de interleucina-12 é inibida tanto in vitro como in vivo, levando à supressão da imunidade mediada por células T-helper tipo 1. Além disso, a capacidade do C5a para inibir a expressão do ARN mensageiro de ambas as subunidades da interleucina-23 sugere fortemente que o C5a pode interferir com a capacidade desta citocina para apoiar o desenvolvimento do subconjunto de células T-helper do tipo 17. O significado fisiológico desses efeitos reguladores do C5a é provavelmente atenuar o potencial dano tecidual mediado pelas células T-helper tipo 1 e T helper tipo 17, como observado em várias condições inflamatórias patológicas. No entanto, podem surgir resultados indesejáveis quando C5a não é produzido fisiologicamente, mas através da ação descontrolada de enzimas microbianas, como as gingipainas de P. gingivalis. Uma vez que a interleucina-12 é importante para o controlo imunitário de P. gingivalis , é possível que este agente patogénico possa explorar o crosstalk induzido por C5a com TLR2 para inibir a depuração imunitária dependente de IL-12. Tal mecanismo de evasão pode ser complementar, em vez de redundante, porque a interação de P. gingivalis com o recetor-3 do complemento causa inibição parcial (cerca de 60%) da produção de interleucina-12. A noção de que a P. gingivalis sequestra o C5a para seu próprio benefício é adicionalmente apoiada por observações de que a sobrevivência intracelular deste agente patogénico em macrófagos é promovida na presença de C5a.

Em resumo, parece que P. gingivalis não tem uma agenda puramente defensiva ao lidar com o sistema do complemento. Por outras palavras, o agente patogénico pode não restringir a sua ação à simples inibição da cascata do complemento, mas sim empregar proactivamente componentes específicos do complemento (como o recetor-3 do complemento e o C5a) para interações bidireccionais de crosstalk com o TLR2 que favorecem o agente patogénico. Estes e outros mecanismos subversivos justificam a caraterização do P. gingivalis como um agente patogénico periodontal chave, na medida em que pode contribuir com atributos de virulência que são essenciais para a sobrevivência de toda a comunidade do biofilme.

Tabela: 1 Exploração do complemento, dos receptores do tipo Toll ou da sua interação por agentes patogénicos orais

Mechanism		Pathogen	Effector molecule
1	a. Inhibition of complement activation through digestion of the central complement component (C3)	*P. gingivalis*	Gingipains, especially HRgpA and RgpB
		P. intermedia	Interpain (InpA)
	b. Synergy in complement inactivation	*P. gingivalis* & *P. intermedia*	Gingipains and interpain
2	Inherent resistance to complement-mediated lysis	*P. gingivalis*	Surface anionic polysaccharide
3	Hijacking complement regulatory proteins		
	a. C4b-binding protein	*P. gingivalis*	HrgpA
	b. Factor H	*T. denticola*	11.4-kDa factor H-binding lipoprotein
4	Generation of specific complement fragments		
	a. iC3b (promotes phagocytosis linked to poor microbicidal activity)	*T. denticola*	Dentilisin
	b. C5a (inhibits TLR-induced interleukin-12)	*P. gingivalis*	HRgpA, RgpB and Kgp
5	Promotion of intracellular survival via complement receptor 3-mediated entry	*P. gingivalis*	Fimbriae
6	TLR4 evasion by expressing dephosphorylated and tetra-acylated lipid A	*P. gingivalis*	Lipid A 1- and 4'-phosphatases and deacylase
7	TLR4 antagonism by expressing monophosphorylated tetra-acylated lipid A	*P. gingivalis*	Lipid A 4'-phosphatase and deacylase (lipid A 1-phosphatase suppressed by hemin)
8	Suppression of TLR2-induced interleukin-12 via complement receptor-3 binding	*P. gingivalis*	Fimbriae
9	Suppression of TLR2 activation through instigated crosstalk with the CXC-chemokine receptor 4	*P. gingivalis*	Fimbriae
10	Inhibition of TLR2-induced interleukin-8 in gingival epithelial cells	*P. gingivalis* *T. denticola*	Unspecified; requires the use of whole cells

INDUÇÃO DE CITOCINAS POR *P. GINGIVALIS* E SEUS CONSTITUINTES CELULARES[3]

A P. gingivalis e os seus componentes podem induzir a expressão de uma variedade de citocinas e quimiocinas. É provável que o aumento dos níveis de citocinas pró-inflamatórias, como a IL-1b, TNF-a, IL-6 e IL-8, não só promova a inflamação, como também estimule a destruição óssea e tecidular na área periodontal. No entanto, existe mais do que uma faceta na natureza das interações *entre P. gingivalis e* citocinas. *A P. gingivalis* pode induzir citocinas anti-inflamatórias, degradar citocinas existentes e antagonizar a produção de IL-8 pelas células epiteliais. A resposta de citocinas de PMNs, monócitos/macrófagos, fibroblastos e células epiteliais está resumida na Tabela-2.

CITOCINA	**INDUZIDORA**	**Ação pró ou anti-inflamatória**
IL-1α	LPS de *P. gingivalis* Fímbrias de *P. gingivalis* *P. gingivalis* 75- kDa proteína de superfície	↑
IL-1β	LPS de *P. gingivalis* Fímbrias de *P. gingivalis* Proteína de superfície de 75- kDa de *P. gingivalis* Antigénio de 12- kDa de *P. gingivalis*	↑
IL-1ra *c*	LPS de *P. gingivalis*	**1**
IL-2	Fímbrias de *P. gingivalis*	↑
IL- *4*	Fímbrias de *P. gingivalis*	**1**
IL-6	LPS de *P. gingivalis* Proteínas associadas ao lípido A de *P. gingivalis* Fímbrias de *P. gingivalis*	↑
IL-8	LPS de *P. gingivalis* Células inteiras de *P. gingivalis*	↑
GM-CSF *c*	Fímbrias de *P. gingivalis*	↑
IFN-γ	LPS de *P. gingivalis* Fímbrias de *P. gingivalis*	↑

KC *c*	Fímbrias de *P. gingivalis*	↑	
MCP-1	Células inteiras de *P. gingivalis*	↑	
TNF-α	Fímbrias de *P. gingivalis*	↑	

↑ ação pró-inflamatória; ; ação anti-inflamatória.

zc IL-1ra, antagonista do recetor de IL-1; GM-CSF, fator colonistimulante de granulócitos-macrófagos; KC, células assassinas quimioatraentes de neutrófilos; IFN-g, interferão gama

INTERAÇÃO ENTRE P.GINGIVALIS E VÍRUS

A periodontite é uma das doenças infecciosas mais complexas do corpo humano. As lesões periodontais individuais podem albergar milhões de cópias genómicas de herpesvírus[191] , bem como de papilomavírus, do vírus da imunodeficiência humana (VIH), do vírus linfotrópico T humano tipo 1, do torquetenovírus e dos vírus da hepatite B e C[192] . Os locais periodontais infectados com herpesvírus tendem a apresentar mais lesões do que os locais sem herpesvírus, e uma infeção ativa por herpesvírus está associada a um risco elevado de doença periodontal progressiva[193] .

As bactérias periodontopáticas, como a Porphyromonas gingivalis e a Tannerella forsythia, possuem factores de virulência envolvidos na colonização de locais periodontais, neutralizando as defesas locais do hospedeiro e destruindo os tecidos periodontais[194,195] . A resposta imunitária do hospedeiro tenta controlar tanto os vírus como as bactérias patogénicas nos locais periodontais. É possível que a periodontite seja o resultado de respostas imunitárias extensas e parcialmente opostas contra infecções combinadas de vírus e bactérias[191] . Um estudo realizado na China revelou que 17% das lesões de periodontite positivas para o vírus Epstein-Barr e 54% das lesões de periodontite positivas para o citomegalovírus continham seis a oito espécies principais de bactérias periodontopáticas.[196]

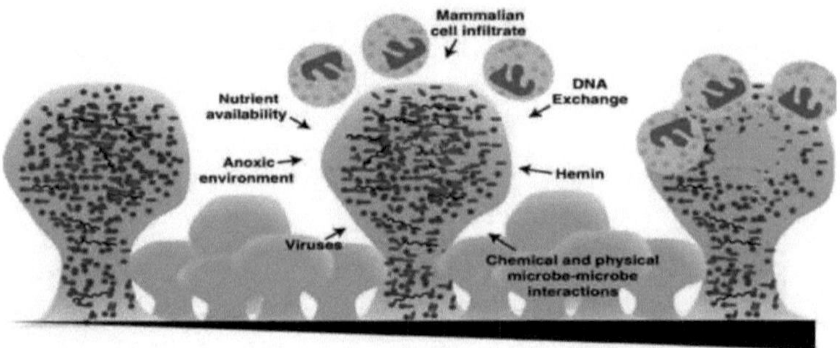

Fig.16: Biofilme *mediado por P. gingivalis*. No início da cavidade oral existe uma comunidade mista de bactérias com uma abundância de organismos Gram-positivos (cocos roxos). Ao longo do tempo (representado pelo triângulo na parte inferior), verifica-se uma maturação do biofilme. Pressões externas e internas, tais como um ambiente anóxico, infiltração de células de mamíferos, atividade viral e fágica, troca de ADN, disponibilidade de nutrientes e interações físicas e químicas dos micróbios, conduzem ao desenvolvimento. Ocorre um evento atualmente não identificado que permite o crescimento de organismos Gram-negativos (bastonetes vermelhos e verdes), em particular *P. gingivalis* (mostrado a verde). Há também um recrutamento ativo de células do sistema imunitário, como os neutrófilos (mostrados a roxo) para o local, que depois trazem uma bateria de moléculas de sinalização derivadas do hospedeiro, com impacto na comunidade microbiana.

O vírus Epstein Barr periodontal e o citomegalovírus parecem estar mais estreitamente associados a P. gingivalis e T. Forsythia[191] , duas bactérias com elevado potencial[69] . A ligação entre o citomegalovírus e a P. gingivalis parece ser particularmente forte[196] . Um estudo realizado nos EUA, com 140 adultos com gengivite ou periodontite, associou o vírus Epstein-Barr 1 e o citomegalovírus à ocorrência elevada dos agentes patogénicos P. gingivalis, T. forsythia, P. intermedia, Prevotella nigrescens e Treponema denticola. Num estudo realizado no Japão, a P. gingivalis representou 0,25% das contagens totais de bactérias salivares em doentes com periodontite positiva para o vírus Epstein-Barr, mas apenas 0,02% (uma diferença de 13 vezes) em doentes negativos para o vírus Epstein-Barr[197] . O vírus Herpes simplex-1, em combinação com P. gingivalis, T. forsythia, P. intermedia ou A. actinomycetemcomitans, tem sido associado à periodontite[198] , e, em combinação com T. denticola, T. forsythia ou Dialister pneumosintes, à periodontite e polpa dentária necrótica[199] .

O lipopolissacárido das bactérias periodontopáticas gram-negativas, mais proeminentemente a P. gingivalis, pode induzir a libertação de citocinas pró-inflamatórias pelas células Th1[200,201] , e pode cooperar com o citomegalovírus na estimulação da transcrição do gene IL-1beta[202] . Uma vez que as actividades das células Th1 podem inibir a imunidade antibacteriana Th2, a resposta das células Th1 induzida pelo lipopolissacárido pode constituir, em parte, uma manobra imuno-evasiva das bactérias periodontopáticas nos seus esforços para sobreviver num ambiente hostil. Por outro lado, a resposta imunitária Th1 pode ajudar a controlar as infecções por P. gingivalis quando estas ocorrem intracelularmente[203,204] . Além disso, como os herpesvírus podem induzir o crescimento excessivo de P. gingivalis e de outras espécies patogénicas[191,196] , a resposta imunitária anti-herpesvírus mediada por Th1 pode ajudar indiretamente a conter a população de bactérias periodontopáticas. É igualmente concebível que uma infeção bacteriana possa abrir caminho para uma infeção clínica pelo vírus do herpes.

A P. gingivalis tem o potencial de reativar o vírus Epstein-Barr[197] . O modelo etiopatogénico para a periodontite, detalhado abaixo, propõe que uma infeção sequencial bacteriana-viral-bacteriana dá origem à doença. As bactérias do biofilme dentário iniciam a gengivite com um influxo de monócitos/macrófagos, células T ou células B infectadas com herpesvírus[205] . Um evento imunossupressor subsequente pode então reativar herpesvírus latentes, resultando na libertação de citocinas pró-inflamatórias e metaloproteinases da matriz, e no crescimento excessivo de bactérias periodontopáticas.

As enzimas proteolíticas das bactérias periodontais podem degradar citocinas pró-inflamatórias e outros sistemas de defesa do hospedeiro[206,207] , activando assim potencialmente uma infeção por herpesvírus latente coexistente. As células epiteliais gengivais humanas desafiadas com P. gingivalis apresentaram um aumento de quatro vezes no nível da citocina primária IL-1beta, mas as citocinas secundárias relacionadas IL-6 ou IL-8 foram virtualmente indetectáveis como resultado da degradação direta por proteases de P. gingivalis, sendo a lisina gingipaína a mais eficaz[208] . Assim, para além de subverterem as defesas do hospedeiro contra infecções bacterianas[209] , as gingipainas podem exercer periodontopatogenia perturbando as respostas antivirais do hospedeiro mediadas por citocinas. A periodontite pode talvez ser vista como um subproduto dos esforços do hospedeiro para controlar as infecções por herpesvírus periodontais e evitar doenças virais sistémicas. As citocinas pró-inflamatórias periodontais, apesar de serem capazes de induzir a degradação do colagénio e a reabsorção do osso alveolar[210] , podem na verdade ser globalmente benéficas, ajudando a prevenir a ativação e a disseminação sistémica de vírus virulentos[211] . Da mesma forma, embora as células T CD8+ possam impedir as defesas antibacterianas, também conferem uma função antiviral crítica.

A periodontite pode representar um excelente exemplo de como as respostas imunitárias do hospedeiro podem exercer simultaneamente funções protectoras e destrutivas. Em resposta à infeção ativa por herpesvírus, o hospedeiro desencadeia uma resposta imunitária robusta mediada por células T, composta principalmente por células T CD8+. Para contrariar o ambiente hostil do hospedeiro, os herpesvírus, por sua vez, executam estratégias para reduzir a regulação das defesas antivirais do hospedeiro. Os vírus do herpes evitam as respostas imunitárias desintegrando componentes do MHC e interferindo com a apresentação de antigénios, silenciando as células assassinas naturais, exprimindo um homólogo viral da IL-10, desviando respostas potentes de citocinas e inibindo a apoptose[212] . O encontro entre as defesas antivirais do hospedeiro e as respostas anti-hospedeiro mediadas por vírus resulta numa grande libertação de citocinas pró-inflamatórias que têm o potencial de ativar osteoclastos[213,214] e de prejudicar as defesas do hospedeiro mediadas por anticorpos contra espécies bacterianas exógenas, como P. gingivalis e A. actinomycetemcomitans[191] . O consequente aumento de bactérias patogénicas proporciona mecanismos adicionais de destruição dos tecidos periodontais[69] .

Uma infeção ativa pelo vírus do herpes está correlacionada com a atividade da doença da periodontite e pode ser um dos principais contribuintes para a resposta imunitária periodontal. Os herpesvírus são potentes indutores de citocinas pró-inflamatórias que têm o potencial de ativar os osteoclastos e as metaloproteinases da matriz. Uma infeção por herpesvírus ativa pode também prejudicar os mecanismos imunitários antibacterianos e causar potencialmente um crescimento de bactérias periodontopáticas. Algumas bactérias periodontopáticas podem reativar uma infeção por herpesvírus latente. O sinergismo entre herpesvírus e bactérias pode desempenhar um papel importante no início e na progressão da periodontite.

TESTES MICROBIOLÓGICOS PARA A DETECÇÃO DE PORPHYROMONAS GINGIVALIS

É essencial diagnosticar a presença de uma bactéria específica numa lesão, de modo a proporcionar modalidades de tratamento adequadas para a cura da doença. Os vários métodos de deteção utilizados para diagnosticar a presença de *P.gingivalis* são :

- Cultura bacteriana
- Métodos de imunodiagnóstico
- Reação em cadeia da polimerase (PCR)
- Sondas de ácido nucleico
- **Métodos de cultura**

A cultura tem uma longa história na deteção de A. *actinomycetemcomitans* e *P.gingivalis* e é frequentemente utilizada como método de referência para determinar o desempenho de um novo método de deteção. Apesar do recente desenvolvimento de métodos não culturais, a cultura continua a ser um meio importante de caraterização da microbiota periodontal. A cultura é o único método atual capaz de determinar a suscetibilidade antimicrobiana *in vitro* dos agentes patogénicos periodontais. A cultura também pode fornecer uma medição quantitativa de todos os principais microrganismos viáveis na amostra.

A cultura identifica apenas bactérias vivas. Geralmente, as amostras de placa são cultivadas anaerobicamente num ágar não seletivo suplementado com sangue de ovelha, extrato de levedura, hemina e menadiona ou noutros meios enriquecidos[215] . A cultura não selectiva de amostras subgengivais tem um limite de deteção de uma colónia por cada 5001000 colónias (0,1-0,2% da contagem total de colónias). A cultura selectiva utiliza agentes antimicrobianos para suprimir os microrganismos não visados e, assim, melhorar o limite de deteção.

As espécies de *P.*gingivalis são coccobacilos não móveis, asacarolíticos, obrigatoriamente anaeróbios, exibindo colónias lisas e elevadas. Quando cultivadas numa superfície de ágar-sangue, as colónias são inicialmente de cor branca a creme. Com o passar do tempo (4-8 dias), estas colónias escurecem a partir do bordo em direção ao centro e adquirem uma cor vermelha profunda a preta, que se correlaciona com a concentração de protoheme. As espécies produzem um grande número de enzimas, proteínas e produtos finais do seu metabolismo que são activos contra um amplo espetro de proteínas do hospedeiro e fornecem mecanismos de evasão das defesas do hospedeiro.

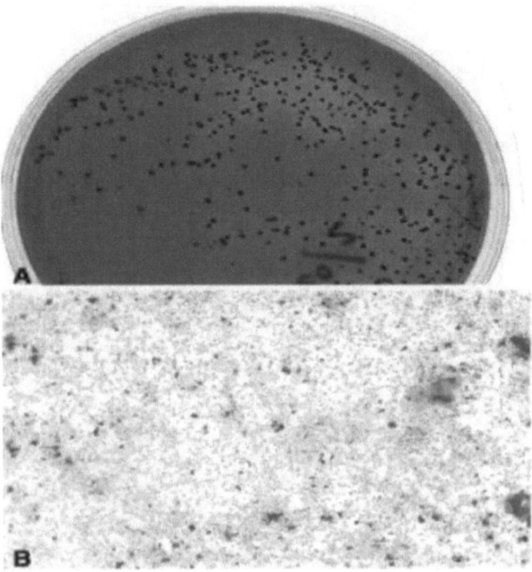

Fig.17: A. Colónias de *Porphyromonas gingivalis* (ATCC 33277=) em ágar-sangue de soja tripticase suplementado com hemina e vitamina K. B. Coloração de Gram de células de *Porphyromonas gingivalis*

Foi desenvolvido um meio seletivo para *P. gingivalis*[216] , mas parece suprimir o crescimento de *P. gingivalis* e não proporciona uma taxa de deteção melhor do que o ágar sangue não seletivo[217] . *A P. gingivalis* é identificada provisoriamente com base na colónia preto-esverdeada e na atividade semelhante à da tripsina. Um procedimento em duas fases, incluindo cultura e deteção baseada em ácidos nucleicos, pode melhorar o limite de deteção e oferecer uma avaliação semi-quantitativa dos níveis de *A. actinomycetemcomitans* e *P. gingivalis*[218,219] .

- **Métodos de imunodiagnóstico:**

Os métodos de imunodiagnóstico utilizam anticorpos que reconhecem antigénios bacterianos específicos para detetar o microrganismo alvo. Os métodos não requerem bactérias viáveis e são menos susceptíveis a variações no processamento da amostra. Os métodos de imunodiagnóstico são geralmente menos morosos e mais fáceis de executar do que a cultura.

Slots et al.[220] utilizaram métodos de imunofluorescência indireta para a deteção de A. *actinomycetemcomitans* e *P. gingivalis.* Em comparação com a cultura, os métodos de imunofluorescência indireta apresentaram uma sensibilidade de 77% e uma especificidade de 81% para A. *actinomycetemcomitans* e uma sensibilidade de 91% e uma especificidade de 80% para *P. gingivalis.* **Kamiya et al.**[221] desenvolveram um método de identificação citométrica de *P.gingivalis* baseado na ligação de anticorpos monoclonais específicos ao lipopolissacárido. Após a adição de um segundo anticorpo marcado com isotiocianato de fluoresceína, as células fluorescentes positivas foram reveladas por citometria de fluxo. O limite de deteção dependia da concentração das células-alvo. Aproximadamente um terço a metade das células *P.gingivalis* foram detectadas a uma concentração de 10^2 -10^4 células/ml. A taxa de deteção aumentou para 91% a uma concentração de 10^6 /ml de células *de P. gingivalis*. O método de identificação por citometria de fluxo oferece uma estimativa quantitativa relativamente boa de células *de P. gingivalis* em amostras laboratoriais mistas que consistem em 10^4 a $8X10^5$ células *de P. gingivalis* por ml numa suspensão bacteriana total de 10^6 células/ml.

O Evalusite TestTM (Eastman Kodak Company, Rochester, NY) é um ensaio de imunoabsorção enzimática em sanduíche baseado em anticorpos, desenvolvido comercialmente, para a deteção de *A. actinomycetemcomitans* e *P. gingivalis*[222,223] . Os poços de amostra são primeiro revestidos com anticorpos contra antigénios específicos da espécie bacteriana alvo. As reacções anticorpo-antigénio são então detectadas através da adição de anticorpos específicos de antigénio ligados a enzimas aos poços de amostra, seguida da adição de substrato enzimático. O ensaio mostrou um limite de deteção de 10^5 células de *A. actinomycetemcomitans* e 10^6 células de *P gingivalis*. No entanto, o ensaio apenas detectou 4 de 20 amostras de culturas positivas de A. *actinomycetemcomitans*, para uma sensibilidade de 20%, e 16 de 31 amostras de culturas positivas de *P. gingivalis*, para uma sensibilidade de 52% [223]

Wolff et al.[224] desenvolveram um método para concentrar primeiro A. *actinomycetemcomitans* e *P gingivalis* na amostra, seguido de marcação por imunofluorescência e deteção das células com anticorpo monoclonal para antigénios de células inteiras. O ensaio mostrou um limite de deteção de 10^4 células para *A. actinomycetemcomitans* e *P gingivalis* e forneceu uma estimativa semiquantitativa dos organismos alvo até 10^6 células. Em comparação com a cultura, o ensaio revelou uma sensibilidade de 100% e uma especificidade de 68% para A. *actinomycetemcomitans* e uma sensibilidade de 100% e uma especificidade de 57% para *P gingivalis*[225] .

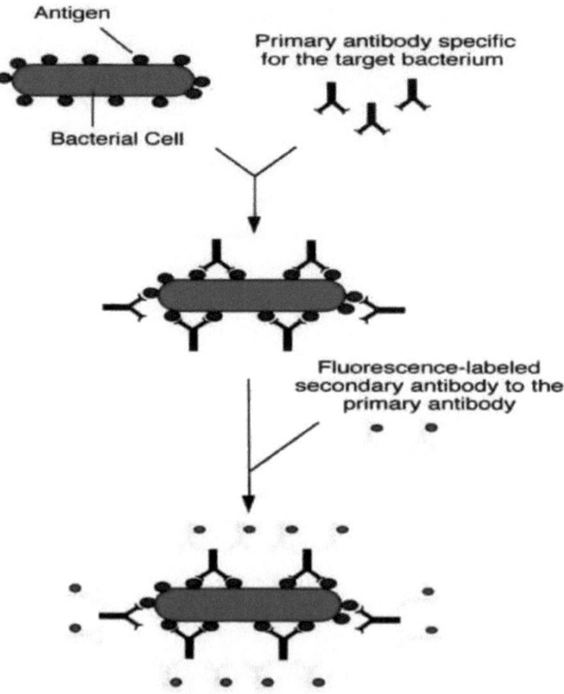

Fig.18: Deteção indireta por imunofluorescência

Sonda de ácido nucleico

As sondas de ADN implicam segmentos de ácido nucleico de cadeia simples, marcados com uma enzima ou radioisótopo, que podem localizar e ligar-se às suas sequências de ácido nucleico complementares com baixa reatividade cruzada a microrganismos não visados. A sonda de ADN pode ter como alvo todo o ADN genómico ou genes individuais. É mais provável que as sondas genómicas inteiras apresentem reação cruzada com organismos não visados devido à presença de sequências homólogas entre diferentes espécies bacterianas. Os genes específicos, como os genes 16s rRNA, contêm sequências de assinatura limitadas a organismos da mesma espécie. As sondas de oligonucleótidos baseadas em sequências específicas de espécies podem apresentar uma reatividade cruzada limitada ou nula com organismos não visados.

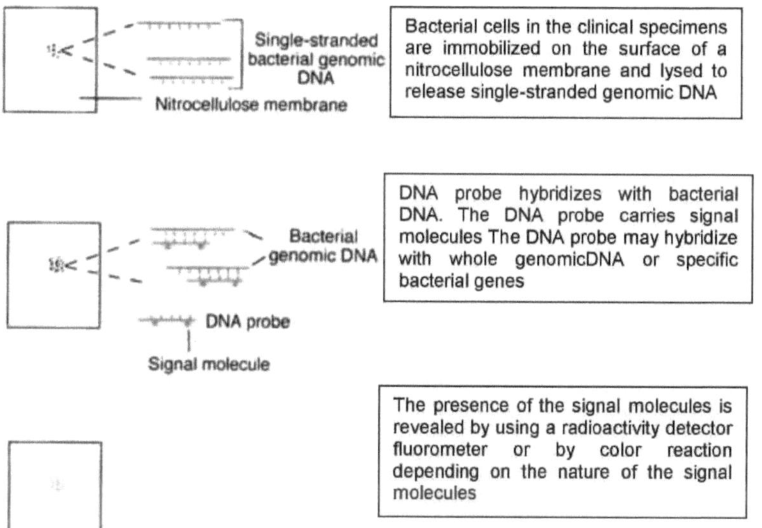

Fig. 19: Sondas de ácido nucleico

Deteção de bactérias por sonda de ADN

É utilizada uma sonda genómica completa marcada com digoxigenina para a deteção de *P gingivalis.* O ensaio revelou um limite de deteção de 1000 células *P gingivalis*[226] . **Savitt et al.**[227] utilizaram um fragmento de ADN clonado radiomarcado de A. *actinomycetemcomitans* e um ADN genómico completo radiomarcado de *P gingivalis* para identificar estes organismos em amostras de placa. A sonda genómica completa *de P gingivalis* apresentou reatividade cruzada com *Porphyromonas endodontalis, Prevotella denticola, Prevotella intermedia* e *Bacteroides forsythus*[226] . *A. actinomycetemcomitans* e *P.gingivalis* podem ser determinados semiquantitativamente na gama de $<10^3$ a $>10^5$ células, comparando os sinais de hibridação de amostras clínicas e de organismos homólogos diluídos em série. Foram utilizadas sondas de oligonucleótidos complementares de regiões variáveis do gene rRNAm 16s para a deteção de várias espécies bacterianas. As sondas de ADN radiomarcadas para A. *actinomycetemcomitans* e *P gingivalis* baseadas nos genes 16s rRNA apresentaram um limite de deteção de 1000 células sem evidência de reatividade cruzada[227] .

Socransky et al.[228] desenvolveram um ensaio de hibridação DNA-DNA em tabuleiro de xadrez para a deteção de bactérias orais. Neste método, o ADN da amostra é libertado e imobilizado numa membrana de nitrocelulose. O ADN ligado à membrana é depois hibridado com ADN genómico completo marcado com digoxigenina ou com sondas de oligonucleótidos baseadas no ARNr 16s. O limite de deteção do ensaio de ADN checkerboard é de aproximadamente 1000 células. O método checkerboard é particularmente adequado para estudos microbiológicos em grande escala do microbiota subgengival.

Reação em cadeia da polimerase (PCR):

A PCR envolve uma amplificação reiterada de uma região de ADN flanqueada por um par de iniciadores selecionados específicos para a espécie-alvo. A presença do produto de amplificação específico indica a presença do microrganismo alvo. Entre os vários métodos de deteção, a PCR apresenta os melhores limites de deteção, identificando apenas 3-5 células, e não apresenta reatividade cruzada em condições de amplificação optimizadas.

Bodinka et al.[229] desenvolveram um ensaio PCR utilizando o gene *da* colagenase *prtC* de *P gingivalis* como alvo. O ensaio PCR não demonstrou reatividade cruzada com organismos não visados. No entanto, 5 das 21 estirpes de *P. gingivalis* não continham o gene *prtC* e não foram detectadas pelo ensaio. **Slots et al.**[230] também desenvolveram um ensaio PCR baseado no gene da colagenase *prtC de P. gingivalis* e detectaram apenas 100 células *de P. gingivalis*. Todas as 210 estirpes de *P. gingivalis* examinadas apresentaram um único amplicon específico para o gene da colagenase prtC. Em comparação com a cultura, o ensaio PCR para o gene da colagenase apresentou uma sensibilidade de 90% e uma especificidade de 70%. **Watanabe et al.**[231] relataram um ensaio PCR para o gene da fimbrilina de *P. gingivalis* que apresentou um limite de deteção de 100 células.

Riggio et al.[232] avaliaram o ensaio PCR com base na deteção do gene da leucotoxina de *A. actinomycetemcomitans* e do gene da fimbrilina de P. *gingivalis*. Em comparação com a cultura, o ensaio PCR apresentou uma sensibilidade de 96% e uma especificidade de 89% para A. *actinomycetemcomitans,* e uma sensibilidade de 94% e uma especificidade de 85% para P. *gingivalis.* Um ensaio PCR para o gene da proteína da membrana externa de *P. gingivalis* 40-kDa apresentou um limite de deteção de 10 pg de ADN com 30 ciclos e 100 fg de ADN com 40 ciclos[233] , correspondendo a limites de deteção de aproximadamente 4x $l0^4$ e 400 células, respetivamente.

Benkirane et al.[234] utilizaram esferas imunomagnéticas revestidas com anticorpo monoclonal contra a adesina hemaglutinante de P. *gingivalis* para concentrar células de P. *gingivalis* em amostras clínicas. Após a lavagem, as amostras foram sujeitas a PCR com um par de iniciadores concebidos para amplificar regiões de ADN específicas da espécie de *P. gingivalis.* O produto da PCR foi detectado por uma sonda marcada com digoxigenina. O ensaio PCR demonstrou um limite de deteção de 100 células/ml ou 16 células e não mostrou reatividade cruzada com outras bactérias.

O ensaio PCR tem potencial para ser um método de deteção ideal de microrganismos periodontais. É relativamente fácil de executar e demonstra excelentes limites de deteção e muito pouca reatividade cruzada em condições óptimas. No entanto, a maioria dos ensaios PCR actuais oferece apenas resultados qualitativos e pode detetar níveis de agentes patogénicos demasiado baixos para terem significado clínico.

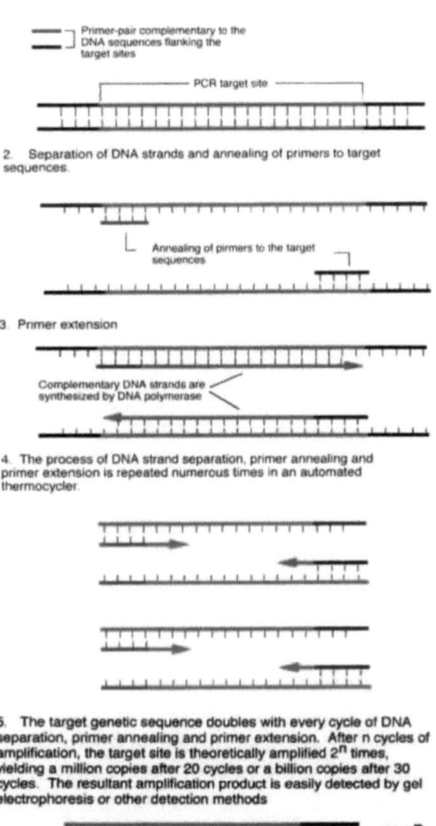

Fig.20: Reação em cadeia da polimerase

VACINA CONTRA *P. GINGIVALIS*

Um achado comum em pacientes com periodontite é a presença de anticorpos *específicos de P. gingivalis* no soro e no fluido crevicular gengival. Embora existam relatórios contraditórios sobre a correlação entre o nível sérico de IgG, avidez ou subclasses com a gravidade da doença em pacientes com periodontite rapidamente progressiva, a maioria dos estudos mostra a associação entre os anticorpos específicos *de P. gingivalis* e a gravidade da doença. Embora a produção de anticorpos indique geralmente a ativação do nosso principal mecanismo de defesa do hospedeiro, estes anticorpos são insuficientes para eliminar a infeção por *P. gingivalis*. Uma vez que é desejável prevenir a periodontite *induzida por P. gingivalis*, existe um grande interesse no desenvolvimento de uma vacina contra *P. gingivalis*.

Imunização de células inteiras:

Imunização com células vivas atenuadas

Uma das primeiras experiências que utilizou a imunização de células inteiras contra *P. gingivalis* não mostrou qualquer benefício potencial[235] . A imunização per-oral de hamsters com células inteiras mortas com formalina (F-K) da estirpe 381 de *P. gingivalis* não mostrou uma redução significativa da colonização após desafio oral, medida pelo número de células cultiváveis em fios de ligadura atados coronalmente às margens gengivais dos primeiros molares mandibulares. Este facto pode ser explicado pela utilização de uma estirpe de *P. gingivalis* não invasiva, uma vez que apenas as células de estirpes de *P. gingivalis* invasivas são capazes de alterar o curso da infeção subsequente[236] . As estirpes *de P. gingivalis* foram designadas como invasivas quando ocorreu migração do local de injeção após o desafio por injeção subcutânea e como não invasivas quando estas bactérias permaneceram localizadas em torno do local de injeção. O desafio de ratinhos com injeção subcutânea com a estirpe invasiva de *P. gingivalis* ATCC 53977 (A7A1-28), após imunização intraperitoneal com a estirpe invasiva de *P. gingivalis ATCC* 53977 (A7A1-28) ou com a estirpe não invasiva de *P. gingivalis* 381, conduz subsequentemente a infecções localizadas e generalizadas. Em contrapartida, outro estudo demonstrou que a imunização com estirpes invasivas e não invasivas de *P. gingivalis* podia proteger os ratos da formação de lesões secundárias e da morte após o desafio com *P. gingivalis* invasivo num modelo de câmara de lesão subcutânea[237] . A via de imunização causará as diferenças encontradas na proteção alcançada. A imunização oral ou subcutânea conduziu a respostas imunitárias mucosas ou sistémicas, respetivamente. Em geral, as estirpes invasivas são mais adequadas para uma vacina de células inteiras.

Vacinas de células inteiras inactivadas

A indução da resposta imunitária num modelo de ratinho BALB/c difere quando se utilizam células inteiras F-K ou mortas pelo calor (H-K) de *P. gingivalis* W50[238] . Ambos os tipos de células inteiras não viáveis elevaram as IgG e IgM séricas *específicas de P. gingivalis*. No entanto, o antigénio H-K reagiu com mais anticorpos do que o antigénio F-K. Quando a imunização subcutânea com células inteiras F-K e H-K é comparada com a imunização subcutânea com lipopolissacárido (LPS) ou uma fração da membrana externa (OMF), tanto o LPS como a OMF também provocaram IgG e IgM séricas *específicas de P. gingivalis*, mas em menor quantidade do que as células inteiras. Embora a imunização com células inteiras de LPS, OMF, F-K e H-K provoque uma produção de anticorpos, os animais foram ainda parcialmente protegidos da formação de lesões induzidas por via subcutânea, como abcessos flegmonosos purulentos ou abcessos subcutâneos localizados, tal como observado por reduções no tamanho das lesões em comparação com estirpes homólogas de *P. gingivalis*[238] . É possível que os anticorpos salivares também sejam necessários para induzir proteção, que não foi alcançada pela imunização subcutânea e/ou intramuscular.

Embora tenha sido demonstrada a indução de IgG sérica e a inibição da colonização por *P. gingivalis* após a imunização e a periodontite induzida por ligadura, estes resultados indicam que as células não viáveis podem induzir a produção de anticorpos *específicos para P. gingivalis* no soro. No entanto, foi insuficiente para induzir uma proteção completa[239] .

<u>Tabela 3: Estudos sobre imunização com antigénios *específicos de P. gingivalis*</u>

Tipo de antigénio	Modificação	Admin.	Modelo	Resultados da imunização
<u>Cápsula</u>	Toda a DPC (**Gonzalez D et al 2003**)	sc.	Rato	Títulos de IgG e IgM específicos de CPS elevados. Proteção contra a perda óssea alveolar *induzida por P. gingivalis*
	Conjugado polissacárido-BSA **(Schifferle RE et al 1993)**	ip.	Rato	Indução de anticorpos séricos e redução da gravidade da infeção após desafio com *P. gingivalis*
	Conjugado polissacárido-proteína das fímbrias (**Choi JI et al 1998**)	ip.	Rato	IgG sérica mais elevada e maior proteção contra *P.* infeção induzida por *gingivalis* em comparação com CPS ou fímbrias isoladamente
<u>LPS</u>	LPS (**Chen PB et al 1990**)	ip.	Rato	Sem indução de IgG sérica, linfócitos reactivos ao antigénio e proteção contra a infeção induzida por *P. gingivalis*
	LPS/estudo de resposta à dose (**Elkins KL et al 1987**)	ip.	Rato	A falta de resposta é específica do antigénio e pode ser induzida por uma única injeção de LPS

Fímbrias	Fímbrias acompanhadas de anticorpos específicos para as fímbrias (**Evans RT et al 1992**)	sc.	Rato	Proteção contra a destruição periodontal
	Variação das fímbrias de uma única fímbria (**Fan Q et al 2001**)	sc., im.	Coelho	O anticorpo policlonal induzido só se liga estreitamente a estirpes relacionadas da mesma biovar fimbrial
	Fímbrias em combinação com TC **(Nagasawa T et al 1999)**	Oral	Rato	Para além dos anticorpos IgM, IgG e IgA séricos, a IgA salivar específica para fímbrias estava significativamente aumentada
	Coadministração de fímbrias com rCTB (**Takahashi Y et al 2007)**	em.	Rato	Estimulação das respostas imunitárias sistémicas e da mucosa e redução da perda óssea alveolar induzida por *P. gingivalis*
	Vacina de ADN: plasmídeo pIRES-fimA, plasmídeo de coexpressão pIRES-fimA:IL-15 **(Guo H et al 2006)**	im, in.	Rato	A administração in. e im. induziu IgG específica de FimA no soro. Apenas a administração in. foi capaz de aumentar a IgA específica de FimA na saliva, que aumentou ainda mais com a inclusão de IL-15 como adjuvante
	Vacina de ADN: plasmídeo pcDNA3/fimA (**Kawabata S et al 1999)**	Injeção na glândula salivar	Rato	Aumento de IgA e IgG específicos de fímbrias na saliva e IgG no soro
	Vacina de ADN: Vectores de *Streptococcus gordonii* **(Sharma A et al 2001)**	Oral	Rato	EnhancedFimA-specific IgG, IgA e IgA salivar no soro
OMPs	Proteína semelhante à OmpA: PG32/33**(Ross BC et al 2001)**	sc.	Rato, ratinho	Reduziu significativamente o tamanho da lesão e, por conseguinte, induziu proteção contra *P. gingivalis*
	Anti-r40-kDa OMP hMAb **(Hamada N et al 2007)**	Oral	Rato	Protege contra a perda óssea alveolar induzida por *P. gingivalis*
	40-kDa OMP e CT **(Namekoshi J et al 2003,Maeba S et al 2005)**	tc., em.	Rato	IgG sérica induzida, IgA e IgG na saliva
	40-kDa OMP (**Koizumi Y et al 2008**)	tc.	Rato	IgG sérica induzida, IgA e IgG na saliva. Proteção contra o desafio com *P. gingivalis* 381
	40-kDa OMP com mCTA/LTB (**Moi F et al 2008**)	em.	Rato	Induziu níveis elevados de IgG, IgA e IgA sérica específica de 40 kDa na saliva. Redução de *P. gingivalis* - inducedalveolar perda óssea

Gingipains	Cisteína protease purificada (**Page RC et al 2007**)	sc.	Macaque	Indução de IgG sérica e redução de *P. gingivalis* na placa subgengival. O início e a progressão da perda óssea alveolar foram inibidos
	RgpA, RgpB, células inteiras H-K (**Gibson FC et al 2001**)	sc.	Rato, ratinho	Todas as vacinas induziram IgG sérica específica, mas apenas a RgpA induziu proteção contra a perda óssea alveolar induzida por *P. gingivalis*
	RgpA, RgpB, conjugado de péptido antigénico múltiplo Rgp (**Genco CA et al 1998**)	ip.	Rato	IgG sérica *específica de P. gingivalis* contra fragmentos de péptidos funcionalmente definidos derivados dos domínios catalítico e de hemaglutinina/adesão de RgpA
	Complexo protease-adesina RgpA-Kgp (**O'Brien et al 2000**)	sc.	Rato	Protege contra o desafio com estirpes invasivas e não invasivas de *P. gingivalis*
	Local ativo e péptidos ABM do complexo RgpA-Kgp conjugados com toxoide da difteria (**O'Brien et al 2005**)	sc.	Rato	Proteção contra *P.* perda óssea alveolar induzida por *gingivalis*
	Domínio da adesina A1, rRgpAcat (**Frazer LT et al 2006**)	sc.	Rato, ratinho	Os domínios de adesina atenuam significativamente a infeção por *P. gingivalis*, enquanto o rRgpAcat não o faz
	Vacina de ADN *rgpA* (**Miyachi K et al 2007**)	in., id.	Rato	A administração de in. resulta em IgG sérica mais elevada, IgA adicional na saliva e redução da perda óssea alveolar, quando comparada com id. Administração
	Vacina de ADN *rgpA* **(Yonezawa H et al 2001)**	id.	Rato	Redução da letalidade contra a infeção por uma dose letal de *P. gingivalis*
	Vacina de ADN: plasmídeos *pSeq2A/kgp* e *pSeq2B/rgp* cd (**Kuboniwa M et al 2001**)	im.	Rato	Respostas inflamatórias preventivas, IgG sérica e taxa de sobrevivência prolongada
Hemaglutina	rHagB (**Katz J et al 1999)**	sc.	Rato	Não há IgA salivar específica para HagB, IgM sérica ligeira, enquanto a IgG sérica foi ativamente aumentada. Redução da perda óssea
	rHagB sozinho ou com MPL (**Yang QB et al 2002**)	em.	Rato	Aumento significativo de IgA salivar específica de HagB e IgG sérica em comparação com rHagB isolado

	Estirpe c4072 de *Salmonella typhimurium* que exprime *hagB* ***(Dusek DM et al 1994)***	ig.	Rato	IgG sérica e IgA salivar específicas de HagB induzidas
	Estirpe de *S. typhimurium* que exprime *hagB* em fusão com Lpp-OmpA (**Isoda R et al 2007)**	oral	Rato	IgG e IgA anti-HagB séricos mais elevados do que os da estirpe com expressão citoplasmática
	130-kD HMGD (**Shibata Y et al 2005**)	id.	Rato	O hMAb inibe significativamente a hemaglutinação por *P. gingivalis* e as suas vesículas

ABM: péptidos com motivo de ligação à adesina; BSA: albumina de soro bovino; CPS: polissacárido da cápsula; CT(B): Toxina da cólera (subunidade B); H-K: Morto pelo calor; (h)MAb: Anticorpo monoclonal (humano); HMGD: Domínio da hemaglutinina; id.: Intradérmico; ig: Intragástrico; im.: intramuscular; in.: intranasal; ip: Intraperitoneal; Kgp: Lisina gingipaína; LPS: Lipopolissacárido; mCTA/LTB: toxina da cólera mutante de subunidade A/ toxina termolábil de subunidade B; MPL: monofosporil lípido A; OMP: proteína da membrana externa; pFL: Plasmídeo que contém o ligando Flt3; pIRES: Plasmídeo que contém um sítio de entrada no ribossoma interno; rCTB: Toxina da cólera B recombinante; Rgp(A/B): Arginina gingipaína (A/B); (r)Hag: Hemaglutinina (recombinante); sc.: Subcutânea; sl.: Sublingual; tc.: Transcutânea.[240]

CONCLUSÃO

Porphyromonas gingivalis, um bastonete anaeróbio gram-negativo de pigmentação negra, tem sido implicado como um dos principais agentes patogénicos da periodontite crónica, possuindo todas as caraterísticas que o tornam um membro importante da microbiota periodontopática - está essencialmente ausente na saúde oral e é um membro predominante da microbiota subgengival na doença e possui e "excreta" numerosos factores de virulência potencialmente tóxicos. *P.gingivalis* também produz muitos componentes celulares e macromoléculas que foram propostos para funcionar como factores de virulência. *P.gingivalis* produz um grande número de enzimas hidrolíticas, lipolíticas e proteolíticas. Durante os últimos anos, a ênfase principal concentrou-se no isolamento e na caraterização de proteinases de *P.gingivalis* com potencial periodontopático.

Em geral, os principais antigénios de P. gingivalis induzem uma resposta imunitária inflamatória global, tal como demonstrado in vitro para uma grande variedade de tipos de células e também in vivo em modelos animais experimentais, e estes dados estão correlacionados com os resultados de estudos com doentes com periodontite. Novas investigações realçaram contradições aparentes anteriores na literatura que demonstram a estimulação e a degradação das citocinas, bem como a ativação celular e a apoptose. Estas aparentes contradições podem ser explicadas pelos efeitos da concentração do antigénio do P. gingivalis e, quando isto é tido em conta, a desregulação localizada da resposta imunitária que é normalmente relatada também pode ser explicada. Por fim, apesar da forte e ativa resposta imunitária inflamatória gerada pelos antigénios de P. gingivalis, é necessária mais investigação para estudar a utilização destes mesmos antigénios como candidatos a vacinas, que, se usadas adequadamente, podem ter utilidade como terapia adjuvante na melhoria da periodontite crónica.

REFERÊNCIAS

1. **Stanley C. Holt, Lakshmyya Kesavalu, Stephen Walker & Caroline Attardo Genco**. Factores de virulência de Porphyromonas gingivalis. *Periodontol 2000* 1999;28:168-238.

2. **Hamada S, Holt SC & McGhee.** Doença periodontal: Patogénios e respostas imunitárias do hospedeiro. *Quintessence Publishing Co. J. R. eds* 1991.

3. **Lamont RJ & Jenkinson HF**. A vida abaixo da linha da gengiva: Mecanismos patogénicos de *Porphyromonas gingivalis. Microbiol Mol Biol Rev* 1998; 62: 1244-1263.

4. **Socransky SS & Haffajee AD.** Biofilmes dentários: alvos terapêuticos difíceis. *Periodontol 2000 2002 ;* 28: 12-55.

5. **Haffajee A. D., Teles R. P., Patel M. R., Song X., Veiga N. & Socransky S.** Factores que afectam a composição do biofilme supragengival humano na massa da placa bacteriana. *J Periodont Res 2009;* 44: 511-519.

6. **Kimura S., Nagai A., Onitsuka T., Koga T., Fujiwara T., Kaya H. & Hamada S.** Indução de periodontite experimental em ratos com ligaduras aderentes de *Porphyromonas gingivalis. J Periodontol* 2000; 71:1167-1173.

7. **Oz HS & Puleo DA.** Modelos animais de doença periodontal. *J Biomed Biotechnol* 2011; 18.

8. **Holdeman LV, Moore WEC.** Género *Bacteroides* (Castellani & Chalmers 1919). In: Buchanan RE, Gibbons NE, ed. Bergey's manual of determinative bacteriology. *8th edn. Baltimore: Williams & Wilkins* 1974; 385-404.

9. **Shah HN, Gharbia SE**. Perspectivas actuais sobre a sistemática das *Bacteroidaceae.* In: Eley AR, Bennett KW, ed. Anaerobic pathogens. Sheffield, Sheffield Academic Press 1997; 217227.

10. **Shah HN, Collins MD.** Proposta para restringir o género *Bacteroides* (Castellani & Chalrners) a *Bacteroides fragilis* e espécies estreitamente relacionadas. Int J Syst Bacteriol 1989; 39: 85-97.

11. **Shah HN, Collins MD.** Proposta para a reclassificação de *Bacteroides asaccharolyticus, Bacteroides gingivalis* e *Bacteroides endodontalis* num novo género, *Porphyromonas.* Int J Syst Bacteriol 1988; 38: 128-131.

12. **Shah HN, Collins MD**. *Prevotella,* um novo género que inclui *Bacteroides melaninogenicus* e espécies relacionadas anteriormente classificadas no género *Bacteroides.* Int J Syst Bacteriol 1990; 40: 205-208.

13. **Olsen I.** Chemotaxonomy of bacteroides: a review. Ata Odontol Scand 1994; 52: 354-367.

14. **Shah HN, Gharbia SE, Collins MD**. A coloração de Gram: uma sinapomorfia em declínio numa

árvore evolutiva emergente. Rev Med Microbiol **1997; 8: 103-110.**

15. **Castellani A, Chalmers AJ**. Manual de medicina tropical. 3ª ed.. Londres: Baillikre, Tindall and Cox **1919.**

16. **Oliver W, Wherry WB**. Notas sobre alguns parasitas bacterianos das membranas mucosas humanas. **J** Infect Dis 1921; 28: 341-345.

17. **Bergey DH, Harrison FC, Breed RS, Hammer BW, Huntoon FM**. In: Bergey DH, ed. Manual of determinative bacteriology: a key for the identification of organisms of the class chizomycetes. 3ª ed.. London: Williams & Wilkins 1930; 369-377.

18. **Bergey DH, Breed RS, Murray EGD, Hitchens A P.** Género VIII. *Bacteroides* Castellani e Chalniers. In: Bergey DH et al., ed. Bergey's manual of determinative bacteriology. 5th

edn. Londres: Bailliere, Tindall & Cox 1939; 556-589.

19. **Prevot AR.** Manual for the classification and determination of anaerobic bacteria. Philadelphia: Lea & Febiger 1966.

20. Breed RS, Murray EGD, Hitchens *A P*. Tribo 111. *Bacteroidaceae* Trib. Nov. In: Breed RS et al., ed. Bergey's manual of determinative bacteriology. 6ª ed.. Baltimore: Williams & Wilkins 1948; 564-577.

21. Schwabacher H, Lucas DR, Rimington C. *Bacterium melaninogenicus:* um nome incorreto. J Gen Microbiol 1947; 1: 109-120.

22. Wilson GS, Miles AA. Topley and Wilson's principles of bacteriology and immunology (Princípios de bacteriologia e imunologia de Topley e Wilson). 3ª ed.. London: Edward Arnold 1945; 477-497.

23. Breed RS, Murray EGD, Smith NR. Família VI. *Bacteroidaceae* Breed, Murray e Smith, Fam. Nov. In: Breed RS et al., ed. Bergey's manual of determinative bacteriology. 7ª edn. Baltimore: Williams & Wilkins, 1957; 423- 454.

24. Courant PR, Gibbons RJ. Biochemical and immunological heterogeneity of *Bacteroides melaninogenicus.* Arch Oral Biol 1967; 12: 1605-1613.

25. Sawyer SJ, MacDonald JB, Gibbons RJ. Caraterísticas bioquímicas de *Bacteroides melaninogenicus.* Um estudo de 31 estirpes. Arch Oral Biol 1962; 7: 685-691.

26. Shah HN, Williams RA, Bowden GH, Hardie JM. Comparação das propriedades bioquímicas de *Bacteroides melaninogenicus* da placa dentária humana e de outros locais. J Appl Bacteriol 1976;41: 473492.

27. Swindlehurst CA, Shah HN, Parr CW, Williams RAD. Sodium dodecyl sulphatepolyacrylamide gel electrophoresis of polypeptides from *Bacteroides melaninogenicus.* J Appl Bacteriol 1977; 43: 319-324.

28. Finegold SM, Barnes EM. Relatório do subcomité taxonómico do ICSB sobre bastonetes anaeróbios Gramnegativos. Proposta para que as estirpes sacarolíticas e asacarolíticas atualmente classificadas na espécie *Bacteroides melaninogenicus* (Oliver & Wherry) sejam classificadas em duas espécies: *Bacteroides melaninogenicus* e *Bacteroides asaccharolyticus.* Int J Syst Bacteriol 1977; 27: 388-391.

29. Shah HN, Hardie JM. Estudos taxonómicos sobre *Bacteroides melaninogenicus, Bacteroides oralis, Bacteroides ruminicola* e organismos relacionados. Res Clin Forums 1979; 1: 51- 53.

30. Coykendall AL, Kacmarek FS, Slots J. Genetic heterogeneity in *Bacteroides asaccharolyticus* (Holdeman & Moore 1970), Finegold & Barnes 1977 (Approved Lists, 1980) and proposal of *Bacteroides gingivalis* sp. nov. and *Bacteroides macacae* (Slots Genco) comb. nov. Int J Syst Bacteriol 1980; 30: 559-564.

31. Mayberry WR, Lambe DW, Jr, Ferguson KI. Identificação de espécies de *Bacteroides* através de perfis celulares de ácidos gordos. Int J Syst Bacteriol 1982; 32: 21-27.

32. Shah HN, Collins MD. Composição de ácidos gordos e isoprenóides quinina na classificação de *Bacteroides melaninogenicus* e taxa relacionados. Appl Bacteriol 1980; 48: 75-87

33. Shah HN. Biochemical and chemical properties of *Porphyrmonas gingivalis* In: Shah HN, ed. Biologia da espécie *Porphyromonas gingivalis.* Boca Raton, FL CRC Press 1993: 5982.

34. Willems A, Collins MD. Reclassificação de *Oribaculum catoniae* (Moore & Moore 1994) como *Porphyromonas catoniae* comb. nov. e alteração do género *Porphyrornonas.* Int J

Syst Bacteriol 1995; 45: 578-581.

35. LalibertC M, Mayrand D. Characterization of black-pigmented *Bacteroides* strains isolated from animals (Caracterização de estirpes de *Bacteroides* de pigmentação negra isoladas de animais). J Appl Microbiol 1983;**55:** 247-252.

36. Takazoe I, Nakamura T, Okuda K. Colonização da área subgengival por *Bacteroides gingivalis.* J Dent Res 1984; 63: 422-426.

37. Okuda K, Fukumoto Y, Takazoe I. Enumeração de espécies cultiváveis de *Bacteroides* de pigmentação negra na placa dentária subgengival humana e em amostras fecais. Oral Microbiol Immunol 1988; 3: 28-31.

38. **Hohne C, Newmann D, Jentzsch M.** Antimicrobial activities of black-pigmented gramnegative anaerobes. FEMS Immunol Med Microbiol 1993; **6:** 235-240.

39. **Parent R, Mouton C, Lamonde L, Bouchard D.** *Serotipos* humanos e animais de *Bacteroides gingiualis* definidos por imunoeletroforese cruzada. Infect Immun 1986; 51: 909-918.

40. **Gmur R, Werner-Felmayer G, Guggenheim B.** Produção e caraterização de anticorpos monoclonais específicos para *Bacteroides gingivalis.* Oral Microbiol Immunol 1988; **3:** 181-186.

41. **Maley J, Roberts IS.** Characterisation of IS1126 from *Porphyromonas gingivalis* W83: a new member of the IS4 family of insertion sequence elements. FEMS Microbiol Lett 1994; **123:** 219-224.

42. **Menard C, Brousseau R, Mouton C.** Aplicação da reação em cadeia da polimerase com iniciador arbitrário (AP-PCR) à identificação de estirpes de *Porphyromonas (Bacteroides) gingivalis.* FEMS Microbiol Lett 1992;95: 163-168.

43. **Saarela M, Stucki A-M, von Troil-LindCn B, Alaluusua S, Jousimies-Somer H, Asikainen S.** Intra- and inter-individual comparison of *Porphyromonas gingivalis* genotypes. FEMS Immunol Med Microbiol 1993; 6: 99-102.

44. **Ogawa T, Mukai T, Yasuda K, Shimauchi H, Toda Y, Hamada S.** Distribuição e especificidades imunoquímicas das fímbrias de *Porphyromonas gingiualis* e espécies bacterianas relacionadas. Oral Microbiol Immunol 1991; 6: 332-340.

45. **Loos BG, Dyer DW.** Análise do polimorfismo de comprimento de fragmentos de restrição do locus da fimbrilina, fimA, de *Porphyromonas gingivalis.* J Dent Res 1992; 71: 1173-1181.

46. **Zhang YJ**. Heterogeneidade das estirpes de *Porphyromonas gingivalis* no locus do gene da fimbrilina através da análise do polimorfismo do comprimento dos fragmentos de restrição. Bull Tokyo Med Dent Univ1993; 40: 113123.

47. **Loos BG, Dyer DW, Whittam TS, Selander RK.** Estrutura genética das populações de *Porphyromonas gingivalis* em relação à patogénese. Infect Immun 1993; 61: 204- 212.

48. **Mettraux GR, Gusberti FA, Graf H**. Tensão de oxigénio (PO,) em bolsas periodontais não tratadas. J Periodontol 1984; **55:** 5 16-521.

49. **Shah HN, Williams RAD.** Catabolismo de aspartato e asparaginas por *Bacteroides intermedius* e *Bacteroides gingivalis.* Curr Microbiol 1987; 15: 313-318.

50. **Roper JM, Gharbia SE, Shah HN, Warren MJ.** Biossíntese de tetrapirrol em vários agentes patogénicos anaeróbios dependentes de heme. Rev Med Microbiol 1997; 8: S13-SI7.

51. **Marsh PD, McKee AS, McDermid AS**. Estudos de cultura contínua. In: Shah HN, ed. Biologia da espécie *Porphyromonas gingivalis.* Boca Raton, FL CRC Press 1993: 105123.

52. **Shah HN, Gharbia SE.** Cultura em lote e propriedades fisiológicas. In: Shah HN, ed. Biologia da espécie *Porphyromonas gingivalis.* Boca Raton, FL CRC Press 1993: 85-103.

53. **Shah HN, Gharbia SE, Kowlessur D, Wilkie E, Brockelhurst K.** Isolamento e caraterização da gingipaína, uma cisteína proteinase de *Porphyromonas gingivalis* W83. Microb Ecol Health Dis 1991; 4: 319-328.

54. Microbiologia médica @Digital Proteus .com

55. **Shah HN, e Williams RD.** Utilização de glucose e aminoácidos por *Bacteroides intermedius* e *Bacteroides gingivalis.* Curr Microbiol 1987; 15:241-246

56. **Takahashi, N., T. Sato, e T. Yamada.** Metabolic pathways for cytotoxic end product formation from glutamate- and aspartate-containing peptides by *Porphyromonas gingivalis.* J Bacteriol 2000; 182:4704-4710.

57. **Hoffman, P. S., A. Goodwin, J. Johnsen, K. Magee e S. J. Veldhuyzen van Zanten.** Metabolic activities of metronidazole-sensitive and -resistant strains of *Helicobacter pylori*: repression of pyruvate oxidoreductase and expression of isocitrate lyase activity correlate with resistance. J Bacteriol 1996; 178:4822-4829.

58. **Hughes, N. J., C. L. Clayton, P. A. Chalk e D. J. Kelly.** Os genes porCDAB e oorDABC da

Helicobacter pylori codificam piruvato:flavodoxina e 2-oxoglutarato:oxidorredutases aceptoras distintas que medeiam o transporte de electrões para o NADP. J Bacteriol 1998; 180:11191128.

59. Gottschalk G. Bacterial fermentations. *In* G. Gottschalk (ed.), Bacterial metabolism, 2nd ed. Springer-Verlag, New York1986; 208-282.

60. Barker HA. Degradação de aminoácidos por bactérias anaeróbias. Annu Rev Biochem 1981;50:23-40.

61. Gharbia SE, e Shah HN. Vias de catabolismo do glutamato entre espécies *de Fusobacterium*. J Gen Microbiol 1991; 137:1201-1206.

62. Masuda K, Hayashi H, Yoshioka M, e Nakamura R. Presença de uma arginina carboxipeptidase em sobrenadantes de cultura de *Porphyromonas gingivalis*. J Dent Res 1995; 74:974.

63. Endo J, Otsuka M, Ohara E, Sato M, e Nakamura R. Ação de clivagem de uma protease tipo tripsina de *Bacteroides gingivalis* 381 na lisozima reduzida da clara de ovo. Arch Oral Biol 1989;34:911-916.

64. Maghnouj A, de Sousa Cabral, Stalon V, e Vander Wauven. O grupo de genes arcABDC, que codifica a via da arginina deiminase de *Bacillus licheniformis*, e a sua ativação pelo repressor de arginina *argR*. J Bacteriol 1998; 180:6468-6475.

65. Ruzicka, FJ, Lieder KW, e Frey PA. Lisina 2,3-aminomutase de *Clostridium subterminale* SB4: caraterização espetral de massa de péptidos tratados com brometo de cianogénio e clonagem, sequenciação e expressão do gene *kamA* em *Escherichia coli*. J Bacteriol 2000; 182:469-476.

66. Dashper SG, Brownfield L, Slakeski N, Zilm PS, Rogers AH e Reynolds EC. Sodium ion-driven serine/threonine transport in *Porphyromonas gingivalis*. J Bacteriol 2001; 183:4142-4148.

67. Kaczmarek FS, e Coykendall AL. Produção de ácido fenilacético por estirpes de *Bacteroides asaccharolyticus* e *Bacteroides gingivalis* (sp. nov.). J Clin Microbiol 1980; 12:288-290

68. Brown MH, Paulsen IT, e Skurray RA. A proteína de efluxo de múltiplos fármacos NorM é um protótipo de uma nova família de transportadores. Mol Microbiol 1999; 31:394-395.

69. Holt SC, Ebersole JL. *Porphyromonas gingivalis, Treponema denticola* e *Tannerella forsythia*: o "complexo vermelho", um protótipo de consórcio polibacteriano patogénico na periodontite. Periodontol 2000 2005;38:72-122.

70. Yoshimura F, Murakami Y, Nishikawa K, Hasegawa Y, Kawaminami S. Componentes da superfície de *Porphyromonas gingivalis*. J Periodontal Res 2009;44(1):1-12.

71. Okuda K., Slots J, e Genco RJ. Subespécies de *Bacteroides gingivalis*, *Bacteroides asaccharolyticus* e *Bacteroides melanogenicus*: morfologia da superfície celular e adesão a eritrócitos e células epiteliais bucais humanas. Curr Microbiol 1981;6:7-12.

72. Slots J, e Gibbons RJ. Fixação de *Bacteroides melaninogenicus* subsp.

asaccharolyticus às superfícies orais e o seu possível papel na colonização da boca e das bolsas periodontais. Infect Immun 1978; 19:254-264.

73. Lee JY, Sojar HT, Bedi GS, e Genco RJ. Fimbrilina de *Porphyromonas* (*Bacteroides*) *gingivalis*: tamanho, sequência amino-terminal e heterogeneidade antigénica. Infect Immun 1991; 59:383-389.

74. Dickinson DP, Kubiniec MA, Yoshimura F, e Genco RJ. Molecular cloning and sequencing of the gene encoding the fimbrial subunit protein of *Bacteroides gingivalis*. J Bacteriol 1988; 170:1658-1665.

75. Evans RT, Klausen B ,Sojar HT ,Bedi GS , Sfintescu C , Ramamurthy NS, Golub LM, e Genco RJ. A imunização com fímbrias de *Porphyromonas* (*Bacteroides*) *gingivalis* protege contra a destruição periodontal. Infect Immun.1992; 60:2926-2935.

76. Hamada N, Sojar HT, Cho MI, e Genco RJ. Isolamento e caraterização de uma fimbria menor de *Porphyromonas gingivalis*. Infect Immun 1996;64:4788-4794.

77. **Ogawa T, Yasuda K,Yamada K, Mori H, Ochiai K, e Hasegawa M.** Caracterização imunoquímica e mapeamento de epítopos de uma nova proteína fimbrial (Pg-II fimbria) de *Porphyromonas gingivalis*. FEMS Immunol Med Microbiol 1995; **11:**247-256.

78. **Ogawa T, Ogo H, Kinoshita A.** Antagonistic effect of synthetic peptides corresponding to the binding regions within fimbrial subunit protein for *Porphyromonas gingivalis* to human gingival fibroblasts. Vaccine 1997; 15: 230-236.

79. **LCpine G, Savett DA, Progulske-Fox A.** Análise do polimorfismo de comprimento de fragmentos de restrição de dois loci de hemaglutinina, serotipagem e atividade aglutinante de isolados de *Porphyromonas gingivalis*. Oral Microbiol Immunol 1995; 10: 17.

80. **Nishikata M, Yoshimura E** Caracterização da hemaglutinina de *Porphyromonas (Bacteroides) gingivalis* como uma protease. Biochim Biophys Ata 1991; 178: 336-341.

81. **Ogawa T, Hamada S.** Propriedades hemaglutinantes e quimiotácticas de segmentos peptídicos sintéticos da proteína fimbrial de *Porphyromonas gingivalis.* Infect Immun 1994; 62: 33053310.

82. **Shi Y, Ratnayake DB, Okamoto K, Abe N, Yamamoto K, Nakayama K.** Análises genéticas da proteólise, ligação à hemoglobina e hemaglutinação de *Porphyromonas gingivalis*. Construção de mutantes com uma combinação de rgpA, rgpB, kgp e hagA. J Biol Chem 1999; 274:17955-17960.

83. **Lepine G, e Progulske-Fox.** Duplicação e expressão diferencial de genes de hemaglutinina em *Porphyromonas gingivalis*. Oral Microbiol Immunol 1996;11:65-78.

84. **Lepine G, Progulske-Fox A.** Biologia molecular. In: Shah HN, ed. Biologia da espécie *Porphyromonas gingivalis.* Boca Raton, FL CRC Press 1993; 693-719.

85. **Duncan MJ, Emory SA, Almira EC.** Genes de *Porphyromonas gingivalis* isolados através do rastreio da fixação de células epiteliais. Infect Immun 1996; 64: 3624-3631.

86. **Deslauriers M, Eidhin D, Lamonde L, Moutin C.** Análise SDSPAGE de proteínas e LPS de vesículas extracelulares e membranas insolúveis em sarcosil de Bacteroides gingivalis. Oral Microbiol Immunol 1990; 5: 1-7.

87. **Grenier D, Mayrand D.** Caracterização funcional de vesículas extracelulares produzidas por Bacteroides gingivalis. Infect Immun 1987; 55: 111-117.

88. **Kadowaki T, Nakayama K, Okamoto K, Abe N, Baba A, Shi Y, Ratnayake DB, Yamamoto K.** Porphyromonas gingivalis proteinases as virulence determinants in progression of periodontal diseases. J Biochem (Tóquio) 2000; 128: 153-159.

89. **Beveridge TJ.** Estruturas das paredes celulares dos gram-negativos e das suas vesículas membranares derivadas. J Bacteriol 1999:181: 4725-4733.

90. **Mayrand D, Grenier D.** Actividades biológicas das vesículas da membrana externa. Can J Microbiol 1989; 35: 607-613.

91. **Hayashi J, Saito I, Ishikawa I, Miyasaka N.** Efeitos das citocinas e das bactérias periodontopáticas na via do antigénio 1 associado à função dos leucócitos / molécula de adesão intercelular 1 nos fibroblastos gengivais na periodontite do adulto. Infect Immun 1994; 62: 5205-5212.

92. **Kariban D, Pellon G, Starka J**. Autólise de um mutante de divisão de Escherichia coli. J Gen Microbiol 1981; 126: 55-61.

93. **Yun PL, DeCarlo AA, Collyer C, Hunter N**. Modulation of an interleukin-12 and c- interferon synergistic feedback regulatory cycle of T-cell and monocytes by lipopolysaccharide in the absence or presence of cysteine proteinases. Infect Immun 2002; 70: 5695-5705.

94. **Handley PS, Tipler LS.** An electron microscope survey of the surface structures and hydrophobicity of oral and non-oral species of the bacterial genus Bacteroides. Arch Oral Biol 1986; 31: 325-335.

95. **Lambe DW Jr, Ferguson *U,* Ferguson DA Jr.** O glicocálix de *Bacteroides* visualizado por microscopia de contraste de interferência diferencial. Can J Microbiol 1988; 34: 1189-1 195.

96. **Okuda K, Fukumoto Y, Takazoe I, Slots J, Genco RJ.** Estruturas capsulares de *Bacteroides* pigmentados de preto isolados de humanos. Bull Tokyo Dent Coll 1987; 28: 1-11.

97. **Listgarten MA, Lai C-H.** Ultra-estrutura comparativa das subespécies de *Bacteroides melaninogenicus.* J Periodont Res1979; 14: 332-340.

98. **Mansheim BJ, Kasper DL.** Purificação e caraterização imunoquímica do complexo da membrana externa de *Bacteroides melaninogenicus* subespécie *asaccharolyticus.* J Infect Dis 1977; 135: 787-799.

99. **Van Winkelhoff AJ, Appelmeik BJ, Kippuw N, de Graaff J.** Os K-antigénios em *Porphyromonas gingivalis* estão associados à virulência. Oral Microbiol Immunol 1993; *8:* 259-265.

100. **Reynolds HS, Van Winkelhoff AJ, Schifferle RE, Chen PB, Zambon JJ.** Relação do encapsulamento de *Bacteroides gingivalis* com a invasividade. J Dent Res 1989;68: 328

101. **Sundqvist, *G,* Figdor D, Hanstrom L, Sorlin S, Sandstrom G.** Fagocitose e virulência ***de*** diferentes estirpes de *Porphyromonas* ***gingivalis.*** Scand J Dent Res 1991; 99:

117-129.

102. **Van Steenbergen TJM, Delamarre FGA, Namavar E De Graaff J.** Differences in virulence within the species *Bacteroides gingivalis.* Antonie van Leeuwenhoek 1987; **53:** 233-244.

103. **Nikaido H.** Molecular basis of bacterial outer membrane permeability revisited (Base molecular da permeabilidade da membrana externa bacteriana revisitada). Microbiol Mol Biol Rev 2003; 67:593-656.

104. **Raetz CR, Whitfield C.** Lipopolysaccharide endotoxins. Annu Rev Biochem 2002; 71:635700.

105. **Loppnow H, Dürrbaum I, Brade H, Dinarello CA, Kusumoto S, Rietschel ET, Flad HD.** Lipid A. the immunostimulatory principle of lipopolysaccharides. Adv Exp Med Biol 1990; 256:561-566.

106. **Hoshino K, Takeuchi O, Kawai T, Sanjo H, Ogawa T, Takeda Y, Takeda K, Akira S.** Cutting edge: Os ratinhos deficientes em receptores do tipo Toll 4 (TLR4) são hiporesponsivos ao lipopolissacárido: provas de que o TLR4 é o produto do gene Lps. J Immunol 1999; 162:3749-3752.

107. **Poltorak A, He X, Smirnova I, Liu MY, Van Huffel C, Du X, Birdwell D, Alejos E, Silva M, Galanos C, Freudenberg M, Ricciardi-Castagnoli P, Layton B, Beutler B.** Defective LPS signaling in C3H/HeJ and C57BL/10ScCr mice: mutations in TLR4 gene. Science 1998; 282:2085-2088.

108. **Qureshi N, Mascagni P, Ribi E, Takayama K.** Monofosforil lípido A obtido a partir de lipopolissacáridos de *Salmonella minnesota* R595. Purificação do derivado dimetil por cromatografia líquida de alta eficiência e determinação estrutural completa. J Biol Chem 1985; 260:5271-5278.

109. **Schumann RR, Leong SR, Flaggs GW, Gray PW, Wright SD, Mathison JC, Tobias PS, Ulevitch RJ.** Structure and function of lipopolysaccharide binding protein. Science 1990; 249:1429-1431.

110. **Shimazu R, Akashi S, Ogata H, Nagai Y, Fukudome K, Miyake K, Kimoto M.** MD-2, uma molécula que confere reatividade a lipopolissacarídeos no recetor 4 do tipo Toll. J Exp Med 1999; 189:1777-1782.

111. **Doyle SL, O'Neill LA.** Receptores do tipo Toll: Da descoberta do NFkB a novos conhecimentos sobre a regulação da transcrição na imunidade inata. Biochemical Pharmacology 2006; 72:11021113.

112. **Takeuchi O, Akira S.** Toll-like receptors; their physiological role and signal transduction system. Int Immunopharmacol 2001; 1:625-635.

113. **Medzhitov R, Janeway CA Jr.** Imunidade inata: impacto na resposta imunitária adaptativa. Curr Opin Immunol 1997; 9:4-9.

114. **Strober W, Murray PJ, Kitani A, Watanabe T.** Signalling pathways and molecular interactions of NOD1 and NOD2 (Vias de sinalização e interações moleculares de NOD1 e NOD2). Nat Rev

Immunol 2006; 6:9-20.

115. Darveau RP, Pham TT, Lemley K, Reife RA, Bainbridge BW, Coats SR, Howald WN, Way SS, Hajjar AM. O lipopolissacárido *de Porphyromonas gingivalis* contém múltiplas espécies de lípidos A que interagem funcionalmente com os receptores 2 e 4 do tipo toll. Infect Immun 2004; 72:5041-5051.

116. Rangarajan M, Aduse-Opoku J, Paramonov N, Hashim A, Bostanci N, Fraser OP, Tarelli E, Curtis MA. Identificação de um segundo lipopolissacárido em *Porphyromonas gingivalis* W50. J Bacteriol 2008; 190:2920-2932.

117. Olczak T, Simpson W, Liu X, Genco CA. Utilização de ferro e heme em *Porphyromonas gingivalis*. FEMS Microbiol Rev 2005; 29:119-144.

118. Marsh PD, McDermid AS, McKee AS, Baskerville A. O efeito da taxa de crescimento e da hemina na virulência e na atividade proteolítica de *Porphyromonas gingivalis* W50. Microbiology (Reading, Engl.) 1994; 140:861-865.

119. Lu Q, Darveau RP, Samaranayake LP, Wang C, Jin L. Differential modulation of human Bdefensins expression in human gingival epithelia by *Porphyromonas gingivalis* lipopolysaccharide with tetra- and penta-acylated lipid A structures. Innate Immun 2009

120. Grenier D, Mayrand D. Caracterização funcional de vesículas extracelulares produzidas por *Bacteroides gingivalis*. Infect Immun 1987; 55:111-117.

121. Quinchia-Rios BH, Guerrero M, Abozeid S, Bainbridge B, Darveau R, Compton T, Bertics PJ. Down-regulation of epidermal growth fator recetor-dependent signaling by *Porphyromonas gingivalis* lipopolysaccharide in life-expanded human gingival fibroblasts. J Periodontal Res 2008; 43:290-304.

122. Curtis MA, Kuramitsu HK, Lantz M, Macrina FL, Nakayama K, Potempa J, Reynolds EC, Aduse-Opoku J. Genética molecular e nomenclatura de proteases de *Porphyromonas gingivalis*. J Periodontal Res 1999; 34:464-472.

123. Yonghua Guo, Ky-Anh Nguyen, Jan Potempa. Dicotomia da ação das gingipains como factores de virulência: desde a clivagem de substratos com a precisão de uma faca de cirurgião até à degradação brutal de proteínas semelhante a um picador de carne. Periodontol 2000 2010 outubro ; 54(1): 15-44.

124. Pathirana RD, O'Brien-Simpson NM, Veith PD, Riley PF, Reynolds EC. Caracterização dos complexos proteinase-adesina de *Porphyromonas gingivalis*. Microbiologia 2006; 152:2381- 2394.

125. Chen T, Duncan MJ. Os domínios de adesina da gingipaína medeiam a adesão de *Porphyromonas gingivalis* às células epiteliais. Microb Pathog 2004; 36:205-209.

126. Chen T, Nakayama K, Belliveau L, Duncan MJ. *Porphyromonas gingivalis* gingipains and adhesion to epithelial cells. Infect Immun 2001; 69:3048-3056.

127. Pathirana RD, O'Brien-Simpson NM, Visvanathan K, Hamilton JA, Reynolds EC. Flow cytometric analysis of the adherence of *Porphyromonas gingivalis* to oral epithelial cells (Análise citométrica de fluxo da adesão de *Porphyromonas gingivalis* às células epiteliais orais). Infect Immun 2007.

128. Pathirana RD, O'Brien-Simpson NM, Visvanathan K, Hamilton JA, Reynolds EC. O papel dos complexos proteinase-adesina RgpA-Kgp na adesão de *Porphyromonas gingivalis* aos fibroblastos. Microbiologia 2008; 154:2904-2911.

129. Karim AY, Kulczycka M, Kantyka T, Dubin G, Jabaiah A, Daugherty PS, Thogersen IB, Enghild JJ, Nguyen KA, Potempa J. Uma nova enzima semelhante à metaloprotease de matriz (karilysin) do agente patogénico periodontal *Tannerella forsythia* ATCC 43037. Biol Chem 2010; 391:105-117.

130. Kontani M, Kimura S, Nakagawa I, Hamada S. Adesão de *Porphyromonas gingivalis* a proteínas matriciais através de um recetor criptográfico fimbrial exposto pela sua própria protease específica de arginina. Mol Microbiol 1997; 24:1179-1187.

131. Olczak T, Simpson W, Liu X, Genco CA. Utilização de ferro e heme em *Porphyromonas gingivalis*. FEMS Microbiol Rev 2005; 29:119-144.

132. Li N, Yun P, Nadkarni MA, Ghadikolaee NB, Nguyen KA, Lee M, Hunter N, Collyer CA. Determinação da estrutura e análise de um domínio de adesina de gingipaína hemolítica de *Porphyromonas gingivalis*. Mol Microbiol 2010 Mar 10.

133. Lewis JP, Dawson JA, Hannis JC, Muddiman D, Macrina FL. Atividade de hemoglobinase da lisina gingipain protease (Kgp) de *Porphyromonas gingivalis* W83. J Bacteriol 1999; 181:4905-4913.

134. Sroka A, Sztukowska M, Potempa J, Travis J, Genco CA. Degradação de proteínas heme do hospedeiro por cisteíno-proteinases específicas de lisina e arginina (gingipains) de *Porphyromonas gingivalis*. J Bacteriol 2001; 183:5609-5616.

135. Smalley JW, Birss AJ, Szmigielski B, Potempa J. Ação sequencial das gingipainas específicas R e K de *Porphyromonas gingivalis* na geração do pigmento contendo heme a partir da oxihemoglobina. Arch Biochem Biophys 2007; 465:44-49.

136. Paramaesvaran M, Nguyen KA, Caldon E, McDonald JA, Najdi S, Gonzaga G, Langley DB, DeCarlo A, Crossley MJ, Hunter N, Collyer CA. Captura de heme da superfície celular mediada por porfirina da hemoglobina por *Porphyromonas gingivalis*. J Bacteriol 2003; 185:25282537.

137. Smalley JW, Birss AJ, Szmigielski B, Potempa J. O domínio HA2 da hemaglutinina da gingipaína específica da lisina (Kgp) de *Porphyromonas gingivalis* promove a formação de micro-oxo bishaem a partir da protoporfirina IX monomérica de ferro (III). Microbiologia 2006; 152:1839-1845.

138. Smalley JW, Birss AJ, Szmigielski B, Potempa J. Mechanism of methaemoglobin breakdown by the lysine-specific gingipain of the periodontal pathogen *Porphyromonas gingivalis*. Biol Chem 2008; 389:1235-1238.

139. Smalley JW, Thomas MF, Birss AJ, Withnall R, Silver J. É necessária uma combinação da atividade da gingipaína específica da arginina e da lisina de *Porphyromonas gingivalis* para a geração do pigmento contendo micro-oxo bishaem a partir da hemoglobina. Biochem J 2004; 379:833-840.

140. Olczak T, Sroka A, Potempa J, Olczak M. *Porphyromonas gingivalis* HmuY e HmuR: caraterização adicional de um novo mecanismo de utilização de heme. Arch Microbiol 2008; 189:197-210.

141. Simpson W, Olczak T, Genco CA. A gingipaína K específica da lisina e o recetor de heme/hemoglobina HmuR estão envolvidos na utilização de heme em *Porphyromonas gingivalis*. Ata Biochem Pol 2004; 51:253-262.

142. Olczak T, Dixon DW, Genco CA. Binding specificity of the *Porphyromonas gingivalis* heme and hemoglobin recetor HmuR, gingipain K, and gingipain R1 for heme, porphyrins, and metalloporphyrins. J Bacteriol 2001; 183:5599-5608.

143. Goulet V, Britigan B, Nakayama K, Grenier D. Cleavage of human transferrin by *Porphyromonas gingivalis* gingipains promotes growth and formation of hydroxyl radicals. Infect Immun 2004; 72:4351-4356

144. Milner P, Batten JE, Curtis MA. Desenvolvimento de um meio quimicamente definido simples para *Porphyromonas gingivalis*: necessidade de alfa-cetoglutarato. FEMS Microbiol Lett 1996; 140:125-130.

145. Potempa J, Banbula A, Travis J. Role of bacterial proteinases in matrix destruction and modulation of host responses. Periodontol 2000 2000; 24:153-192.

146. Grenier D, Roy S, Chandad F, Plamondon P, Yoshioka M, Nakayama K, Mayrand D. Effect of inactivation of the Arg- and/or Lys-gingipain gene on selected virulence and physiological properties of *Porphyromonas gingivalis*. Infect Immun 2003; 71:4742-4748.

147. Oda H, Saiki K, Numabe Y, Konishi K. Effect of gamma-immunoglobulin on the asaccharolytic growth of *Porphyromonas gingivalis*. J Periodontal Res 2007; 42:438-442.

148. Puklo M, Guentsch A, Hiemstra PS, Eick S, Potempa J. A análise de péptidos antimicrobianos derivados de neutrófilos no fluido crevicular gengival sugere a importância da catelicidina LL-37 na resposta imunitária inata contra bactérias periodontogénicas. Oral Microbiol Immunol 2008; 23:328-335.

149. Turkoglu O, Emingil G, Kutukculer N, Atilla G. Níveis de fluido crevicular gengival de catelicidina LL-37 e interleucina-18 em pacientes com periodontite crónica. J Periodontol 2009; 80:969-976

150. Ji S, Hyun J, Park E, Lee BL, Kim KK, Choi Y. Suscetibilidade de várias bactérias orais a péptidos antimicrobianos e à fagocitose por neutrófilos. J Periodontal Res 2007; 42:410419.

151. Joly S, Maze C, McCray PB Jr, Guthmiller JM. As beta-defensinas humanas 2 e 3 demonstram atividade selectiva de estirpe contra microrganismos orais. J Clin Microbiol 2004; 42:1024-1029.

152. Shelburne CE, Coulter WA, Olguin D, Lantz MS, Lopatin DE. Indução de resistência à {beta}-defensina no anaeróbio oral *Porphyromonas gingivalis*. Antimicrob Agents Chemother 2005; 49:183-187

153. Carlisle MD, Srikantha RN, Brogden KA. Degradação de alfa e beta-defensinas humanas por sobrenadantes de cultura da estirpe 381 de *Porphyromonas gingivalis*. J Innate Immun 2009; 1:118-122.

154. Gutner M, Chaushu S, Balter D, Bachrach G. A saliva permite a atividade antimicrobiana do LL-37 na presença de proteases de *Porphyromonas gingivalis*. Infect Immun 2009; 77:5558-5563.

155. Potempa M, Potempa J, Kantyka T, Nguyen KA, Wawrzonek K, Manandhar SP, Popadiak K, Riesbeck K, Eick S, Blom AM. Interpain A, uma cisteína proteinase de *Prevotella intermedia*, inibe o complemento através da degradação do fator de complemento C3. PLOS Pathog 2009; 5:e1000316.

156. Potempa M, Potempa J, Okroj M, Popadiak K, Eick S, Nguyen KA, Riesbeck K, Blom AM. A ligação da proteína de ligação ao inibidor do complemento C4b contribui para a resistência ao soro de *Porphyromonas gingivalis*. J Immunol 2008; 181:5537-5544.

157. Krauss JL, Potempa J, Lambris JD, Hajishengallis G. Complementary Tolls in the periodontium: how periodontal bacteria modify complement and Toll-like recetor responses to prevail in the host. Periodontol 2000 2010; 52:141-162.

158. Jotwani R, Eswaran SV, Moonga S, Cutler CW. Desequilíbrio MMP-9/TIMP-1 induzido em células dendríticas humanas por *Porphyromonas gingivalis*. FEMS Immunol Med Microbiol 2009; 58:314-321.

159. Zhou J, Windsor LJ. *A Porphyromonas gingivalis* afecta a degradação do colagénio do hospedeiro ao afetar a expressão, ativação e inibição das metaloproteinases da matriz. J Periodontal Res 2006; 41:47-54.

160. Matsushita K, Imamura T, Tomikawa M, Tancharoen S, Tatsuyama S, Maruyama I. O DX-9065a inibe os eventos pró-inflamatórios induzidos pelas gingipainas e pelo fator Xa. J Periodontal Res 2006; 41:148-156.

161. DeCarlo AA Jr, Windsor LJ, Bodden MK, Harber GJ, Birkedal-Hansen B, Birkedal-Hansen H. Ativação e novo processamento de metaloproteinases da matriz por uma tiol-proteinase do anaeróbio oral *Porphyromonas gingivalis*. J Dent Res 1997; 76:12601270.

162. Grayson R, Douglas C, Heath J, Rawlinson A, Evans G. Ativação da metaloproteinase de matriz humana 2 pelo fluido crevicular gengival e *Porphyromonas gingivalis*. J Clin Periodontol 2003; 30:542-550.

163. Bedi G, Williams T. Purificação e caraterização de uma protease que degrada o colagénio de *Porphyromonas gingivalis*. J Biol Chem 1994; 269: 599-606.

164. Birkedal-Hansen H, Wells BR, Lin HY, Caufield PW, Taylor RE. Ativação da degradação do colagénio (tipo I) mediada por queratinócitos por um suspeito periodontopatógeno humano. Evidência de um novo mecanismo de degradação do tecido conjuntivo. J Periodont Res 1984; 19: 645-650.

165. Uitto VJ, Larjava H, Heino J, Sorsa T. Uma protease de *Bacteroides gingivalis* degrada a superfície celular e as glicoproteínas da matriz de fibroblastos gengivais em cultura e induz a secreção de colagenase e ativador do plasminogénio. Infect Immun 1989; **57:** 213-218.

166. Schultz-Haudt SD, Scherp *HW.* Lise do colagénio por bactérias gengivais humanas. Proc SOC Exp Biol Med 1955; **89:** 697-700.

167. Gibbons RJ, MacDonald JB. Degradação de substratos colagénicos por *Bacteroides melaninogenicus.* J Bacteriol 1961; **81:** 614-621.

168. Robertson PB, Lantz M, Marucha PT, Kornman KS, Trumme1 CL, Holt SC. Collagenolytic activity associated with *Bacteroides* species and *Actinobacillus actinomycetemcomitans.* J Periodont Res 1982; **17:** 275-283.

169. Toda K, Otsuka M, Ishikawa Y, Yamamoto Y, Nakamura R. Atividade colagenolítica dependente de tiol em meios de cultura de *Bacteroides gingivalis.* J Periodont Res 1984; 19: 372-381.

170. Mayrand D, Grenier D. Deteção da atividade da colagenase em bactérias orais. Can J Microbiol 1985; **31:** 134-138.

171. Tomobe Y, Endo J, Hinode D, Maehara R, Nagata A, Shimada J, Sato M, Nakamura R. Purificação da enzima colagenolítica dependente de tiol isolada do sobrenadante de cultura de *Bacteroides gingivalis* 381 e a sua inibição por componentes séricos. J Dent Health 1987; 37: 630-636.

172. Sorsa T, Uitto VJ, Suomalainen K, Turto H, Lindy S. Uma protease tipo tripsina de *Bacteroides gingivalis:* purificação parcial e caraterização. J Periodont Res 1987; 22: 375-380.

173. Loesche WJ, Paunio *W,* Woodfolk MP, Hockett RN. Atividade colagenolítica da placa dentária associada à patologia periodontal. Infect Immun 1974; **9:** 329-336.

174. Birkedal-Hansen H, Taylor RE, Zambon JJ, Barwa PK, Neiders ME. Caracterização da atividade colagenolítica de estirpes de *Bacteroides gingivalis.* J Periodont Res 1988; 23: 258264.

175. Mayrand D, McBride BC, Edwards T, Jensen S. Characterization of *Bacteroides asaccharolyticus* and *B. Melaninogenicus* oral isolates. Can J Microbiol 1980; **26:** 1178-1 183.

176. Smalley *W,* Birss AJ, Shuttleworth CA. A degradação do colagénio de tipo I e da fibronectina plasmática humana pela enzima semelhante à tripsina e pelas vesículas da membrana extracelular de *Bacteroides gingivalis* W50. Arch Oral Biol 1988; 33: 323-329.

177. Smalley JW, Shuttleworth CA, Birss AJ. Collagenolytic activity of the extracellular vesicles of *Bacteroides gingivalis* W50 and an avirulent variant W50/BE1. Arch Oral Biol 1989; 34: 579-583.

178. Lawson DA, Meyer TF. Caracterização bioquímica da colagenase de *Porphyromonas (Bacteroides) gingivalis.* Infect Immun 1992; 60: 1524-1529.

179. Hoover CI, Felton JR. Mutagénese de nitrosoguanidina de *B. gingivalis* e isolamento de mutantes deficientes em protease. J Dent Res 1989; 67: 368.

180. Li J, Ellen RP, Hoover CI, Felton JR. Associação de proteases de *Porphyromonas (Bacteroides) gingivalis* com a sua adesão a *Actinomyces viscosus.* J Dent Res 1991; **70:** 82- 86.

181. Takahashi N, Kato T, Kuramitsu HK. Isolamento e caraterização preliminar do gene *Porphyromorzas* ***gingivalis*** *prtC* que expressa a atividade de colagenase. FEMS Microbiol Lett 1991; 84: 135-138.

182. Suido H, Nakamura M, Mashimo PA, Zambon JJ, Genco RJ. Actividades de arilaminopeptidase das bactérias orais. J Dent Res 1986; 65: 1335-1340.

183. Abiko Y, Hayakawa M, Murai S, Takiguchi H. Glycylprolyl dipeptidylaminopeptidase de

Bacteroides gingivalis. J Dent Res 1985; **64:** 106-1 11.

184. Nakamura M, Mashimo PA, Slots J. Dipeptidyl arylamidase activity of *Bacteroides gingivalis.* Microbiol Lett 1984; 25: 157-160.

185. Suido H, Neiders ME, Barua PK, Nakamura M, Mashimo PA, Genco RJ. Caracterização da N-CBz-glicil-glicil-arginil peptidase e da glicil-prolil peptidase de *Bacteroides gingivalis.* J Periodont Res 1987;22: 412-418.

186. Grenier D, McBride BC. Isolamento de uma glicilprolil protease associada à membrana de Bacteroides gingivalis. Infect Immun 1987; 55: 3131-3136.

187. Miyauchi T, Hayakawa M, Abiko Y. Purificação e caraterização da glicilprolil aminopeptidase de *Bacteroides gingivalis.* Oral Microbiol Immunol 1989; **4:** 222- 226.

188. Barua PK, Neiders ME, Topolnycky A, Zambon JJ, Hansen HB. Purificação de uma glicilprol peptidase de 80.000 M, de *Bacteroides gingivalis.* Infect Immun 1989; 57: 25222528.

189. Grenier D, McBride BC. Localização na superfície de uma glicilprolil protease de Bacteroides gingivalis. Infect Immun 1989; 57: 3265-3269.

190. Kay HM, Birss AJ, Smalley TW. Glycylprolyl dipeptidase activity of *Bacteroides gingivalis* W50 and the avirulent W50/BE1. FEMS Microbiol Lett 1989;57: 93-96.

191. Saygun I, Kubar A. S$_o$ Ahin S. S$_o$ Ener K, Slots J. Análise quantitativa da associação entre herpesvírus e agentes patogénicos bacterianos na periodontite. J Periodontal Res 2008; 43: 352-359

192. Slots J. Oral viral infections of adults. Periodontol 2000. 2009; 49: 60-86.

193. Slots J. Herpesvírus nas doenças periodontais. Periodontol 2000 2005; 38: 33-62.

194. Slots J, Genco RJ. Espécies de Bacteroides de pigmentação negra, espécies de Capnocytophaga e Actinobacillus actinomycetemcomitans na doença periodontal humana: factores de virulência na colonização, sobrevivência e destruição de tecidos. J Dent Res 1984; 63: 412-421.

195. Ding F, Feng XH, Meng HX, Zhao YB, Zhang L, Lu RF, Chen ZB. Relação entre herpesvírus e bactérias patogénicas periodontais na placa subgengival. Beijing Da Xue Xue Bao 2008;40: 318-322 (chinês).

196. Slots J, Kamma JJ, Sugar C. O eixo herpesvírus-Porphyromonas gingivalis-periodontite. J Periodont Res 2003;38: 318-323.

197. Sugano N, Ikeda K, Oshikawa M, Idesawa M, Tanaka H, Sato S, Ito K. Relação entre Porphyromonas gingivalis, infeção pelo vírus Epstein-Barr e reativação na periodontite. J Oral Sci 2004; 46: 203-206.

198. Imbronito AV, Okuda OS, Maria de Freitas N, Moreira Lotufo RF, Nunes FD. Deteção de herpesvírus e patógenos periodontais na placa subgengival de pacientes com periodontite crônica, periodontite agressiva generalizada ou gengivite. J Periodontol 2008; 79: 2313- 2321.

199. Nishiyama SA, Nakano V, Vela'squez-Melendez G, Avila- Campos MJ. Ocorrência do vírus herpes simplex 1 e de três bactérias periodontais em pacientes com periodontite crónica e polpa necrótica. Can J Microbiol 2008; 54: 326-330.

200. Dixon DR, Bainbridge BW, Darveau RP. Modulação da resposta imunitária inata no periodonto. Periodontol 2000 2004; 35: 53-74.

201. Wara-Aswapati N, Boch JA, Auron PE. Ativação da transcrição do gene da interleucina 1beta pelo citomegalovírus humano: mecanismos moleculares e relevância para a periodontite. Oral Microbiol Immunol 2003; 18: 67-71.

202. Lamont RJ, Yilmaz O. Dentro ou fora: a invasividade das bactérias orais. Periodontol 2000 2002; 30: 61-69

203. Li L, Michel R, Cohen J, Decarlo A, Kozarov E. Sobrevivência intracelular e transmissão vascular célula-a-célula de Porphyromonas gingivalis. BMC Microbiol 2008; 8: 26.

204. Saygun I, Kubar AS_o Ahin S, Sener K, Slots J. Análise quantitativa da associação entre herpesvírus e agentes patogénicos bacterianos na periodontite. J Periodont Res 2008; 43: 352-359.

205. Slots J, Sugar C, Kamma JJ. A presença periodontal do citomegalovírus está associada a pneumosintes de Dialister subgengivais e perda óssea alveolar. Oral Microbiol Immunol 2002;17: 369-374.

206. Contreras A, Zadeh HH, Nowzari H, Slots J. Infeção por herpesvírus de células inflamatórias na periodontite humana. Oral Microbiol Immunol 1999; 14: 206-212.

207. Imamura T, Travis J, Potempa J. The biphasic virulence activities of gingipains: activation and inactivation of host proteins. Curr Protein Pept Sci 2003;4: 443-450.

208. Tam V, O "Brien-Simpson NM, Chen YY, Sanderson CJ, Kinnear B, Reynolds EC. Os complexos RgpA-Kgp proteinase-adhesina de Porphyromonas gingivalis inactivam as citocinas Th2 interleucina-4 e interleucina-5. Infect Immun 2009; 77: 1451-1458.

209. Stathopoulou PG, Benakanakere MR, Galicia JC, Kinane DF. A resposta das citocinas do hospedeiro à Porphyromonas gingivalis é modificada pelas gingipainas. Oral Microbiol Immunol 2009; 24: 11-17.

210. Potempa J, Banbula A, Travis J. Role of bacterial proteinases in matrix destruction and modulation of host responses. Periodontol 2000 2000; 24: 153-192.

211. Kawashima N, Stashenko P. Expressão de citocinas reguladoras e de reabsorção óssea na inflamação periapical murina. Arch Oral Biol 1999; 44: 55-66.

212. Guidotti LG, Chisari FV. Cytokine-mediated control of viral infections. Virol 2000 2000; 273: 221-227.

213. Botero JE, Contreras A, Parra B. Profiling of inflammatory cytokines produced by gingival fibroblasts after human cytomegalovirus infection (Perfil de citocinas inflamatórias produzidas por fibroblastos gengivais após infeção por citomegalovírus humano). Oral Microbiol Immunol 2008; 23: 291298

214. Han X, Kawai T, Taubman MA. Interferência com a reabsorção óssea mediada por imunocélulas na doença periodontal. Periodontol 2000 2007; 45: 76-94.

215. Slots J. Rapid identification of important periodontal microorganisms by cultivation (Identificação rápida de microrganismos periodontais importantes por cultivo). Oral Microbial Immunol 1986; 1: 48-57.

216. Hunt DE, Jones *JVj* Dowell VR. Meio seletivo para o isolamento de *Bacteroides gingivalis.* J Clin Microbiol 1986; **23:** 441-445.

217. Moncla BJ, Braham PH, Persson GR, Page RC, Weinberg A. Diret detection of *Porphyromonas gingivalis* in *Macaca fascicularis* dental plaque samples using an oligonucleotide probe. J Periodontol 1994; 65: 398-403.

218. Gunaratnam M, Smith GL, Socransky SS, Smith CM, Haffajee AD. Enumeração de espécies subgengivais em placas de isolamento primário utilizando elevadores de colónias. Oral Microbiol Immunol 1992; **7:** 14-18.

219. Haffajee AD, Socransky SS, Smith C, Dibart S. A utilização de sondas de ADN para examinar a distribuição de espécies subgengivais em indivíduos com diferentes níveis de destruição periodontal. J Clin Periodontol 1992; 19: 84-91.

220. Slots J, Hafstrom C, Rosling B, Dahlen G. Deteção de *Actinobacillus actinomycetemcomitans* e *Bacteroides gingivalis* em esfregaços subgengivais através da técnica de anticorpos fluorescentes indirectos. J Periodont Res 1985; 20: 613-620.

221. Kamiya I, Okuda K, Hara K. Identificação citométrica de fluxo e deteção de *Porphyromonas gingivalis* por *um* anticorpo monoclonal específico de LPS. J Periodontol 1994; 65: 309-315.

222. Boyer BP, Ryerson CC, Reynolds HS, Zambon JJ, Genco RJ, Snyder B. Colonização por *Actinobacillus actinomycetemcomitans, Porphyromonas gingivalis* e *Prevotella intermedia* em pacientes adultos com periodontite, detectada pelo teste Evalusite baseado em anticorpos. J Clin

Periodontol 1996; **23:** 477-484.

223. Snyder B, Ryerson CC, Corona H, Grogan EA, Reynolds HS, Contestable PR, Royer BI: Mayer J, Mangan T, Norkus N, Zambon JJ, Genco RJ. Desempenho analítico de um teste bacteriano periodontal de base imunológica para a deteção e diferenciação simultâneas de *Actinobacillus actinomycetemcomitans, Porphyromonas gingivalis* e *Prevotella intermedia.* J Periodontol 1996; 67: 497-505.

224. Wolff LF, Anderson L, Sandberg GF, Reither L, Binsfeld CA, Corinaldesi *G,* Shelburne CE. Imunoensaio de fluorescência de concentração bacteriana (BCFIA) para a deteção de periodontopatógenos na placa bacteriana. J Periodontol 1992; 63**:** 1093- 1101.

225. Tay F, Liu YB, Flynn MJ, Slots J. Evaluation of a non-radioactive DNA probe for detecting *Porphyromonas gingivalis* in subgingival specimens. Oral Microbiol Immunol 1992; 7: 344348.

226. Dix K, Watanabe SM, McArdle S, Lee DI, Randolph C, Moncla B, Schwartz DE. Species-specific oligodeoxynucleotide probes for the identification of periodontal bacteria. J Clin Microbiol 1990; 28**:** 319-323.

227. Savitt ED, Keville MW, Peros WJ. Sondas de ADN no diagnóstico de microrganismos periodontais. Arch Oral Biol 1990;35 (SUPPl):1 53s-159s.

228. Socransky SS, Smith C, Martin L, Paster BJ, Dewhirst FE, Levin AE. Hibridação DNA-DNA "tabuleiro de xadrez". Biotechniques 1994; 17: 788-792.

229. Bodinka A, Schmidt H, Henkel B, Flemmig TE Klaiber B, Karch H. Polymerase chain

para a identificação dos genes da colagenase de *Porphyromonas gingivalis.* Oral Microbial Immunol 1994; 9**:** 161-165.

230. Slots J, Flynn MJ, Li G. Análise da reação em cadeia da polimerase do gene da colagenase de *Porphyromonas gingivalis.* Chi Infect Dis 1995;20 (suppl 2): S1674168

231. Watanabe K, Frommel TO. Deteção de *Porphyromonas gingivalis* em amostras de placa oral através da utilização da reação em cadeia da polimerase. J Dent Res 1993; 72**:** 1040-1044.

232. Riggio ME: Macfarlane *W,* Mackenzie D, Lennon A, Smith AJ, Kinane D. Comparação da reação em cadeia da polimerase e dos métodos de cultura para a deteção de *Actinobacillus actinomycetemcomitans* e em amostras de placa subgengival. J Periodont Res 1996;**31:** 496501.

233. Hiratsuka K, Yoshida W, Hayakawa M, Takiguchi H, Abiko Y. Reação em cadeia da polimerase e uma sonda do gene da proteína da membrana externa para a deteção de *Porphyromonas gingivalis.* FEMS Microbiol Lett 1996;**138:** 167-172.

234. Benkirane RM, Guillot E, Mouton C. Immunomagnetic PCR and DNA probe for detection and identification of *Porphyromonas gingivalis.* J Clin Microbiol 1995; **33:** 2908-2912.

235. Okuda K, Kato T, Naito Y *et al.* Eficácia protetora das imunizações ativa e passiva contra a infeção experimental com *Bacteroides gingivalis* em hamsters ligados. *J Dent Res* 1988; 67(5): 807-811 .

236. Chen PB, Neiders ME, Millar SJ, Reynolds HS, Zambon JJ. Efeito da imunização na infeção experimental por *Bacteroides gingivalis* num modelo murino. *Infect Immun* 1987; 55(10): 2534-2537 .

237. Genco CA, Kapczynski DR, Cutler CW, Arko RJ, Arnold RR. Influência da imunização na colonização e invasão de *Porphyromonas gingivalis* no modelo de câmara de rato. *Infect Immun* 1992;60(4): 1447-1454 .

238. Kesavalu L, Ebersole JL, Machen RL, Holt SC. Virulência de *Porphyromonas gingivalis* em ratos: indução de imunidade a componentes bacterianos. *Infect Immun* 1992;60(4):1455-1464 .

239. Ebersole JL, Bauman GR, Cox O'Dell SE, Giardino A. Evidence for serum immunoglobulin G (IgG) antibody responses in *Macaca fascicularis* identified by monoclonal antibodies to human IgG subclasses. *Oral Microbiol Immunol* 1997;12 (4):193- 203 .

240. Rosa AM, Jong e Wil A van der Reijden. Viabilidade e estratégias terapêuticas de vacinas contra *Porphyromonas gingivalis. Expert Rev Vaccines 2010;*9(2):193-208.

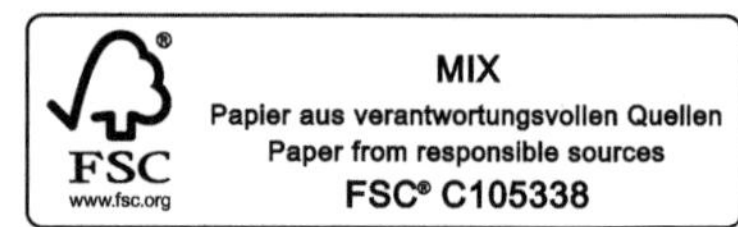

Printed by Books on Demand GmbH, Norderstedt / Germany